DIME QUÉ COMER
SI SOY CELIACO

Kimberly A. Tessmer

Dime qué comer
si soy celiaco

Incluye «últimas investigaciones» y
deliciosas recetas para dietas sin gluten

Prólogo de Elaine Magee,
especialista en nutrición

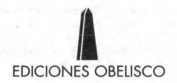

EDICIONES OBELISCO

Si este libro le ha interesado y desea que le mantengamos informado
de nuestras publicaciones, escríbanos indicándonos qué temas son de su interés
(Astrología, Autoayuda, Ciencias Ocultas, Artes Marciales, Naturismo,
Espiritualidad, Tradición...) y gustosamente le complaceremos.

Puede consultar nuestro catálogo en www.edicionesobelisco.com

Los editores no han comprobado la eficacia ni el resultado de las recetas, productos, fórmulas técnicas, ejercicios o similares contenidos en este libro. Instan a los lectores a consultar al médico o especialista de la salud ante cualquier duda que surja. No asumen, por lo tanto, responsabilidad alguna en cuanto a su utilización ni realizan asesoramiento al respecto.

Colección Salud y Vida natural
DIME QUÉ COMER SI SOY CELIACO
Kimberly A. Tessmer

1.ª edición: noviembre de 2013

Título original: *Tell me Wat to Eat if I Have Celiac Disease*

Traducción: *Joana Delgado*
Corrección: *M.ª Ángeles Olivera*
Diseño de cubierta: *Enrique Iborra*

© 2009, por Kimberly A. Tessmer
Original en inglés publicado por CAREER PRESS, 220 West Parkway, Unit 12,
Pompton Plains, NJ 07444, Estados Unidos
(Reservados todos los derechos)
© 2013, Ediciones Obelisco, S. L.
(Reservados los derechos para la presente edición)

Edita: Ediciones Obelisco S. L.
Pere IV, 78 (Edif. Pedro IV) 3.ª, planta 5.ª puerta
08005 Barcelona – España
Tel. 93 309 85 25 – Fax 93 309 85 23
E-mail: info@edicionesobelisco.com

Paracas, 59 C1275AFA Buenos Aires – Argentina
Tel. (541-14) 305 06 33 – Fax: (541-14) 304 78 20

ISBN: 978-84-15968-09-2
Depósito Legal: B-23.554-2013

Printed in Spain

Impreso en España en los talleres gráficos de Romanyà/Valls S.A.
Verdaguer, 1 – 08786 Capellades (Barcelona)

Agradecimientos

Este libro está dedicado con un cariñoso recuerdo a mi madre, Nancy Bradford, mi modelo a seguir y quien me enseñó todo lo que pudo. Ella me trasmitió su pasión por ayudar a los demás y me ha enseñado lo increíblemente fuerte que son las personas sean cuales sean sus circunstancias. Les agradezco a ella y a mi padre el amor y el ánimo que me han mostrado toda la vida. Te quiero, mamá, y ¡te añoro muchísimo!

Gracias a toda mi familia, en especial a mi hermosa hija, Tori, y a mi querido esposo, Greg, por su constante amor, apoyo y ánimo.

Doy las gracias de todo corazón a todos aquellos que me han ayudado de muchísimas maneras a escribir este libro, incluidas todas las personas celiacas que han compartido conmigo su tiempo, sus ideas, sus consejos, sus historias y sus recetas con la esperanza de ayudar a los demás. Un agradecimiento especial a Trisa Lyons, nutricionista; Kim Slominsky, licenciada en nutrición, de Nutrition Evolution; y Regina Celano, por su tiempo y sus aportaciones y por mostrarme la resistencia, pasión y espíritu humanitario que tienen las personas celiacas.

Quiero expresar un enorme agradecimiento a Shelley Case, nutricionista diplomada, *la experta* en dietas sin gluten y autora de *Gluten-Free Diet: A Comprenhensive Resource Guide* (Case Nutriton Consulting, 2008). Le has dado a mi libro un aporte valiosísimo, y aprecio tu tiempo y tu experiencia.

Gracias a Ann Whelan, editora y redactora jefe de la revista *Gluten-Free Living*; a la Dra. Carol Fenster, de Savory palate, Inc.; a Jessica Hale, editora y gerente de *Glutenfreeda Online Cooking magazine*; a Kenneth Fine, Dr. Del Intestinal Health Institute; Marla Doersh, nutricionista; Bonnie Kruszka, autora de *Eating Gluten Free with Emily* (Woodbine House, 2004), Connie Sarros, autora de *Wheat-Free, Gluten Free CookBook for Kids and Busy Adults* (McGraw-Hill, 2003); Bette Hagman, autora de *The Gluten Free Gourmet Cooks Fats and Healthy* (Holt Paperbacks, 2000); Christine A. Krahling; Lindsay Amadeo; y a Marcy Thorner, de The Grammar Guru (*http://the-grammar-guru.com*).

Prólogo

En nutrición, las dos palabras de moda de estos últimos años han sido: «sin gluten». Muchas personas desean saber si les servirá de ayuda prescindir del gluten. Algunas necesitan seguir a rajatabla una dieta sin gluten debido a que tienen un trastorno de tipo autoinmune en el intestino delgado que se llama celiaquía, mientras que otras la siguen con la esperanza de sentirse mejor. Sea cual fuere el motivo, este libro te dirá todo lo que necesitas saber acerca de vivir sin gluten.

Los cereales cuyas semillas contienen la proteína del gluten dominan la dieta occidental: trigo, centeno y cebada. Los alimentos que con mayor frecuencia sustituyen a aquellos con gluten son las patatas, el arroz, el maíz y la soja. Kimberly Tessmer va más allá de esas simples sustituciones y aporta información acerca de la celiaquía y otras enfermedades y trastornos vinculados con la intolerancia al gluten, las etiquetas de los alimentos y las cocinas y comidas sin gluten. En este libro el lector encontrará respuestas a preguntas como:

- ¿Tengo también que dejar de tomar avena?

- ¿Qué otras enfermedades y trastornos se tratan a veces con las dietas sin gluten?
- Si no tengo los síntomas de celiaquía, ¿cómo sé si no tengo una intolerancia leve al gluten?
- ¿Por qué hay personas celiacas que no tienen los síntomas característicos?

Leyendo este libro encontré informaciones sorprendentes. Me enteré de que la enfermedad celiaca puede aparecer a cualquier edad y que a veces puede surgir motivada por sucesos como una intervención quirúrgica, un embarazo o un parto, infecciones virales o un estrés emocional grave. Otra de las sorpresas fue saber que en la actualidad la celiaquía es en los países occidentales una de las enfermedades peor diagnosticadas, ya que a menudo se la confunde con el síndrome del colon irritable, colitis, enfermedad de Crohn, diverticulitis, síndrome de fatiga crónica y otras. Si bien yo pensaba que la reacción física frente a la ingesta de gluten era inmediata, me sorprendió saber que hay personas en las que su organismo no reacciona hasta al cabo de unas semanas; en lo referente a la enfermedad celiaca no hay dos reacciones idénticas.

Kimberly Tessmer proporciona en el libro unos consejos muy prácticos, y su amable voz se escucha en toda la obra. Estoy segura de que ayudará a mejorar la salud de miles de personas que sufren y se enfrentan a la celiaquía y la intolerancia al gluten.

Elaine Magee,
licenciada en Salud pública y Nutrición
www.recipedoctor.com

Introducción

La enfermedad celiaca tiene numerosos nombres: *intolerancia al gluten, enteropatía sensible al gluten y esprúe celiaco no tropical.* Cada uno de esos nombres describe una enfermedad autoinmune de larga duración en la que el organismo no tolera un grupo de proteínas llamadas en conjunto *gluten.* Éste se encuentra en el trigo, el centeno, la cebada y todos los derivados de esos cereales. Hubo un tiempo en que la enfermedad celiaca era considerada una dolencia rara, pero poco a poco se ha convertido en uno de los trastornos genéticos más frecuentes en los países occidentales.

El único tratamiento definitivo de la celiaquía consiste en seguir una dieta estricta libre de gluten al 100 % durante toda la vida. Llevar una dieta sin gluten no es una tarea fácil, pero evita las complicaciones y los síntomas asociados a esta enfermedad. Las personas con esta patología necesitan controlar su dieta y su vida, y con este libro yo intento aportarles la información práctica y necesaria para que puedan hacerlo.

La buena noticia es que los individuos con celiaquía no están solos. Existen todo tipo de grupos de apoyo que ayudan con medios y recursos a los celiacos y a sus familias. A medida que esta enfermedad se ha ido conociendo, los recursos para hacerle frente han ido aumentando. Hoy día, las personas con celiaquía tienen muchas más opciones que antes.

Este libro cumple muchos propósitos. Ayudará a las personas diagnosticadas con esta enfermedad a entenderla y a conocer la compleja dieta que hay que seguir para tratarla. Enseña a los enfermos y a sus familias a seguir la dieta, de manera que puedan llevar una vida más cómoda, normal y saludable. Médicos, personal sanitario, dietistas, chefs de cocina, personal de comedores y otros profesionales de la salud pueden también beneficiarse de esta obra, ya que están en contacto con las personas que sufren esta enfermedad. En el libro se encontrarán, asimismo, historias, consejos, ideas y recetas provenientes de personas que tienen celiaquía. Deseo que las personas celiacas se sientan conectadas e inspiradas por otras que comparten sus propios problemas de salud.

El libro no pretende sustituir las visitas al médico ni al dietista especializado en la enfermedad celiaca y en las dietas sin gluten. No debe utilizarse como una única herramienta para el tratamiento de la enfermedad; por el contrario, esta obra debería ser una herramienta complementaria y una referencia.

Nota del editor

La autora escribió esta obra absolutamente convencida de la veracidad y objetividad de la información contenida en ella. Pero las informaciones acerca de la enfermedad celiaca y de los alimentos sin gluten cambian con frecuencia, a medida que tienen lugar nuevas investigaciones. El lector debe mantenerse siempre al día, leyendo las nuevas y acreditadas publicaciones y comprobando los componentes de los alimentos. La aurora y el editor no se responsabilizan de los problemas que puedan derivar directa o indirectamente del uso de esta obra. La autora no aceptará responsabilidad alguna de las omisiones, malinterpretaciones o tergiversaciones que puedan aparecer en el libro, y tampoco avala ninguno de los productos o empresas que se citan en él. La autora no está interesada en ofrecer servicios médicos, y este libro no debe ser interpretado como asesoramiento clínico, ni debe sustituir a las citas programadas regularmente con el médico o el dietista. Así pues, para cualquier consejo médico, consulte, por favor, con un médico especialista.

Capítulo 1

Todo lo que siempre quisiste saber sobre la celiaquía

Si a ti o a alguien de tu familia le han diagnosticado celiaquía, te vendrán a la cabeza un sinfín de preguntas. A continuación veremos algunas de las más comunes y las respuestas más urgentes. Siempre que tengas preguntas que hacer, no dudes en dirigirte a tu médico o a tu dietista.

¿Qué es la enfermedad celiaca?

La enfermedad celiaca es un trastorno autoinmune del intestino delgado que puede presentarse a cualquier edad. Las personas con esta alteración tienen que evitar cualquier alimento que contenga gluten, que se encuentra en el trigo, el centeno, la cebada y sus derivados, ya que el consumo del mismo causa una reacción autoinmune que desencadena la destrucción de las vellosidades del revestimiento interno del intestino delgado. Es entonces cuando do el organismo produce anticuerpos que atacan al intestino delgado, produciendo daños en el mismo y la enfermedad.

La destrucción de las vellosidades del intestino delgado deja al organismo incapacitado para absorber los nutrientes, proteínas, vitaminas y minerales. Esas carencias nutricionales pueden privar al cerebro, al sistema nervioso, al hígado, al corazón y a otros órganos de los nutrientes que necesitan, y producir la pérdida de vitaminas y minerales, lo cual lleva a muchos tipos de enfermedades. La enfermedad celiaca no tiene cura y en la actualidad no existen medicamentos para tratarla. El único tratamiento consiste en seguir una dieta estricta exenta de gluten durante el resto de la vida. Una vez se sigue una dieta libre de gluten, los síntomas disminuyen y el intestino delgado empieza a recuperarse y vuelve a la normalidad.

¿Qué es el gluten?

Gluten es el término general que se utiliza para los depósitos proteínicos, o prolaminas, del trigo, el centeno y la cebada. Los nombres específicos de las prolaminas son gliadinas, secalinas y hordeinas, las cuales se encuentran en el trigo, el centeno y la cebada, respectivamente. El gluten es la parte de la harina que aporta consistencia a la masa, hace aumentar de volumen y la mantiene unida. El término «sin gluten» se utiliza como referencia general de la dieta celiaca y para describir un alimento o una dieta sin las prolaminas del trigo, el centeno y la cebada.

¿Es la enfermedad celiaca una alergia alimentaria al gluten?

No, la enfermedad celiaca no es una alergia alimentaria sino una enfermedad autoinmune. Estas dos patologías son diferentes, y el cuerpo responde a ellas de distinta manera.

¿Cuáles son los síntomas de la celiaquía?

Los síntomas de la celiaquía pueden variar de un individuo a otro, apenas pueden darse o bien presentarse de manera profusa y extrema. Tanto niños como adultos pueden sufrir los siguientes síntomas:

- Dolor e inflamación abdominal recurrente
- Heces pálidas y malolientes
- Depresión
- Náuseas y vómitos
- Dolores de hueso o articulares
- Diarreas
- Calambres musculares
- Pérdida de peso
- Estreñimiento
- Falta de hierro o anemia inexplicable
- Alternancia entre diarrea y estreñimiento
- Excesiva flatulencia
- Falta de vitaminas y minerales
- Problemas de equilibrio
- Migrañas
- Edemas o retención excesiva de líquido
- Ataques epilépticos u otras reacciones neurológicas

- Fatiga crónica, debilidad y falta de energía
- Problemas de memoria
- Intolerancia a la lactosa

En lactantes y niños pueden darse también estos síntomas adicionales:

- Problemas de crecimiento y desarrollo
- Problemas de maduración
- Hinchazón abdominal
- Problemas de aprendizaje y discapacidad
- Irritabilidad, cambios de humor
- Deterioro del esmalte dental.

Dada la incapacidad del organismo de absorber nutrientes, las personas celiacas pueden verse afectadas por otros problemas de salud, como osteoporosis, anemia, calambres musculares y fatiga general. Pueden también sufrir artritis, dolores articulares, dificultades reproductoras, depresión y cambios de humor.

Hay muchas personas que tienen durante años la enfermedad pero son asintomáticas y solo se les activa tras un desencadenante como una intervención quirúrgica, una infección viral, un trastorno de estrés emocional grave, un embarazo o un parto. Los investigadores han descubierto que los síntomas de la enfermedad celiaca no aparecen sólo en el tracto gastrointestinal, sino también en el sistema neurológico, endocrino, ortopédico, reproductor y hematológico. Es muy importante acudir al médico cuando se tienen síntomas de celiaquía durante más de siete años o si se sospecha que se puede tener esa enfermedad.

¿Todas las personas celiacas experimentan síntomas?

No. Hay personas que no muestran ningún síntoma. Esto se debe a que parte del intestino delgado no está afectado y puede seguir absorbiendo los nutrientes suficientes para evitar que se experimenten síntomas. Sin embargo, por mucho que no se tengan síntomas, sigue existiendo el riesgo de complicaciones y daños corporales que conlleva la enfermedad celiaca.

¿La enfermedad celiaca es común?

Los nuevos estudios médicos indican que la enfermedad celiaca es mucho más común de lo que se pensó en su día. En realidad, los recientes estudios y avances en la tecnología de la diagnosis muestran que más de 2 millones de estadounidenses, por ejemplo, o una de cada 133 personas, tienen la enfermedad celiaca. Esas mismas investigaciones indican, asimismo, que el celiaquismo es dos veces más común que la enfermedad de Crohn, la colitis ulcerosa y la fibrosis quística combinada. El problema es que sólo una de cada 4.700 personas está diagnosticada. Pero cada vez son más los individuos diagnosticados gracias a una mayor conciencia respecto a esta enfermedad y a los avances diagnósticos.

En esa misma investigación se supo que la presencia de celiaquía en grupos de corriesgo (personas que tienen antecedentes familiares de la enfermedad o que tienen síntomas gastrointestinales) era de 1 caso cada 22 personas con familiares de primer grado; uno en cada 39 con familiares de segundo grado; y uno en cada 56 con síntomas gastrointestinales o trastornos asociados a la enfermedad celiaca. Los estudios han demostrado también una mayor prevalencia de esta enfermedad en personas con problemas de salud vinculados a ella, como diabetes tipo 1, anemia, artritis, osteoporosis, infertilidad, síndrome de Turner y síndrome de Down, incluso cuando no se mostraban síntomas gastrointestinales.

¿Qué es un gastroenterólogo?

Un gastroenterólogo es un médico especializado en el diagnóstico y tratamiento de enfermedades y trastornos del sistema digestivo, como dolores de estómago, problemas de hígado, diarrea, síndrome de colon irritable, colitis ulcerosa, enfermedad de Crohn, celiaquía, pólipos en el colon y cáncer. Puede estar especializado también en ciertas franjas de edad, en niños, por ejemplo.

¿Cómo se diagnostica la enfermedad celiaca?

Si el médico de cabecera sospecha de que su paciente puede ser celiaco, debe remitirle a un gastroenterólogo, un especialista en el sistema digestivo –estómago e intestinos–, que trata la enfermedad celiaca. Pero hay que tener en cuenta que no sólo los gastroenterólogos pueden percibir los síntomas; hay otros especialistas, como los endocrinos, reumatólogos, obstetras, ginecólogos, dentistas y dermatólogos que también pueden determinar los signos y síntomas de la enfermedad celiaca.

El primer paso en el proceso de diagnosis es un análisis de sangre. Para determinar la intolerancia al gluten se hacen unos tests en los que se analizan los anticuerpos en la sangre. Esos tests incluyen la transglutaminasa tisular IgA o el test EMA (anticuerpos antiendomisio), más el suero total IgA (para probar la deficiencia del IgA). En el organismo hay ciertos anticuerpos producidos por el sistema inmunitario en respuesta a las sustancias que el cuerpo percibe como amenazas. La cantidad de anticuerpos es superior a lo normal en las personas celiacas que consumen una dieta con gluten. Los tests de anticuerpos en sangre muestran si el organismo está respondiendo negativamente al gluten. Si las pruebas resultan positivas, será necesario realizar otra evaluación, una biopsia en concreto. Los análisis de anticuerpos no son la herramienta definitiva para diagnosticar la celiaquía. La ausencia de anticuerpos no garantiza que una persona no sea celiaca, y su presencia tampoco garantiza que la persona lo sea.

Si los análisis de sangre, junto a los síntomas, indican la probabilidad de una enfermedad celiaca, el siguiente paso será realizar una biopsia que pueda determinar el estado de las vellosidades intestinales y confirmar los resultados. Una biopsia es la prueba más concluyente y más fiable a la hora de diagnosticar la celiaquía. Para realizar la biopsia se utiliza un largo y estrecho tubo llamado endoscopio que pasa a través de la boca y el estómago hasta llegar al intestino delgado, y así se obtiene una pequeña muestra de vellosidades o de tejido del intestino. Si ese tejido está dañado, el médico prescribe una dieta sin gluten al menos durante seis meses, y después efectúa otra biopsia; si tras la dieta sin gluten se produce una mejoría en los síntomas, significa que el diagnóstico de enfermedad celiaca es cierto. Hay que tener en cuenta que *nunca* debe seguirse una dieta sin gluten *antes* de haberse sometido a los análisis de sangre y/o a la realización de una biopsia, ya que puede interferir en el resultado de los tests y provocar un resultado erróneo.

En resumen: para un buen diagnóstico de celiaquía deben darse los siguientes pasos:

1. Sospechas de celiaquía teniendo en cuenta los síntomas, el aspecto físico y unos resultados anormales en los tests de anticuerpos.
2. Pequeña biopsia que muestre alteraciones en las vellosidades intestinales.
3. Notable mejoría tras seguir una dieta sin gluten.

Por lo general una persona no se suele someter de manera rutinaria a pruebas de anticuerpos para el gluten; sin embargo, dado que la enfermedad celiaca es genética, los familiares de un individuo celiaco deberían someterse a esas pruebas.

Eso incluye también a las personas asintomáticas. Cuanto más tiempo pase sin que la celiaquía sea diagnosticada y tratada, mayores son las probabilidades de que se desarrollen problemas de malnutrición y otras complicaciones. También las personas con otras enfermedades autoinmunes deben someterse a las pruebas diagnósticas.

¿Se puede tomar un poco de gluten?

No. Una vez que una persona celiaca sigue una dieta libre de gluten debe seguirla al cien por cien. Cualquier cantidad de gluten puede dañar el intestino, aunque no existan síntomas.

¿Existe una cura para la celiaquía?

No, en la actualidad no existe ninguna cura ni tratamiento para la celiaquía. Sin embargo, continuamente se está investigando.

Por suerte, las personas celiacas pueden llevar una vida muy saludable y normal siguiendo una dieta sin gluten. Hay personas que pueden necesitar un tratamiento adicional para afrontar otros temas de salud relacionados con la celiaquía.

¿Se trata de una enfermedad genética?

Sí, la enfermedad celiaca tiene un factor genético. Lo que aún no se sabe es si el responsable de la enfermedad es un gen dominante o recesivo.

Las investigaciones realizadas han demostrado que los familiares directos de una persona celiaca tienen entre un 5 y un 15 % de posibilidades de desarrollar la misma enfermedad.

¿Cómo se trata la enfermedad celiaca?

El único tratamiento conocido de esta enfermedad es una dieta libre de gluten. Seguir una dieta así significa evitar cualquier alimento y bebidas que contengan trigo, centeno, cebada y sus derivados. También significa obviar la mayoría de los almidones, pasta, semillas, panes y muchos alimentos procesados que contengan esos cereales. Una vez que se elimina el gluten de la dieta, las vellosidades y tejidos del intestino delgado empiezan a curarse, y los síntomas asociados, a disminuir. El Centro Informativo de Enfermedades Digestivas, un servicio del Instituto Nacional de la Diabetes y Enfermedades Digestivas y Renales, manifiesta lo siguiente en su página web (*www2.niddk.nih.gov*): «En la mayoría de las personas el seguimiento de esta dieta detendrá los síntomas, curará los daños intestinales y evitará daños posteriores. La mejoría se inicia a los pocos días de iniciar la dieta. El intestino delgado en los niños suele sanar en un período comprendido entre los tres y los seis meses, pero en los adultos puede tardar varios años. Un intestino curado significa que el enfermo tiene unas vellosidades que pueden absorber en el flujo sanguíneo los nutrientes de los alimentos».

La dieta libre de gluten debe seguirse toda la vida, no sólo hasta que el revestimiento intestinal sane. Cualquier cantidad de gluten puede dañar los tejidos, haya síntomas o no. Durante los primeros meses de la dieta sin gluten, o hasta que las vellosidades se recuperen, es posible que el médico recete al paciente vitaminas y minerales para subsanar las deficiencias del organismo y reponer las reservas de nutrientes. Si se ha desarrollado una intolerancia a la lactosa, también será necesario seguir una dieta libre de lactosa, si bien ese problema deja de serlo a los pocos meses de empezar una dieta sin gluten.

La dieta de los celiacos debe ser sana, sabrosa y equilibrada. Es fundamental aprender a leer las etiquetas de los alimentos, familiarizarse con los ingredientes y sustituir los alimentos con gluten por otros como patatas, arroz, maíz y soja. Aunque cumplir con una dieta estricta puede ser a veces un auténtico reto, cada vez es más fácil encontrar alimentos sin gluten en los supermercados del barrio. Seguir la dieta puede ser complicado, y el paciente celiaco debe vigilar lo que come en casa, o en los restaurantes, en el colegio o en el trabajo, en las fiestas o de lo que saca de las máquinas expendedoras de alimentos. Con una buena educación sanitaria y suficiente práctica, seguir una dieta sin gluten puede ser algo natural. Lo importante es tener una buena actitud: aceptar la enfermedad, autoeducarse y seguir hacia delante. No hay que dejar que la enfermedad controle la vida, sino controlarla a ella y llevar una vida normal, saludable y feliz. También hay que buscar el apoyo de un buen dietista que ayude a iniciar la dieta en la dirección correcta.

Para una persona celiaca, los aspectos más importantes en el tratamiento de la enfermedad son:

- Mantener una dieta estricta, libre de gluten, toda la vida
- Aprender a seguir la dieta
- Ayudar a las personas que te rodean a comprender los principios básicos de la dieta
- Adaptar la dieta a la vida cotidiana y hacer los reajustes necesarios en el resto de necesidades

- Adaptarse a requerimientos potenciales, como análisis de sangre que evalúen los niveles de vitaminas y minerales
- Comprobar la densidad ósea con los análisis que indique el médico especialista
- Seguir visitas médicas periódicas que evalúen el progreso del enfermo y también cualquier cambio que requiera un tratamiento adicional.

¿Cuáles son las dolencias asociadas a la enfermedad celiaca?

De no tratarse, la celiaquía puede ser mortal. Las personas celiacas pueden verse afectadas por algunos problemas de salud asociados a la mala absorción de nutrientes, entre ellos osteroporosis, osteopenia, problemas en el esmalte dental, pancreatitis, enfermedad del sistema nervioso central y periférico, hemorragias internas, problemas orgánicos (de vesícula biliar, hígado o bazo), y problemas ginecológicos. Quienes no siguen una dieta estricta sin gluten se arriesgan a desarrollar ciertos tipos de cáncer (linfoma y adenocarcinoma) intestinales. Algunas de las complicaciones asociadas a la celiaquía pueden solventarse o disminuir el riesgo tras seguir la dieta sin gluten durante un tiempo adecuado.

¿Es posible confundir el diagnóstico de la enfermedad celiaca con otras enfermedades o dolencias?

Sí, ciertamente la celiaquía puede ser de difícil diagnóstico, pues sus síntomas reflejan otros trastornos gastrointestinales, como el síndrome del colon irritable, enfermedad de Crohn, colitis ulcerosa, infecciones intestinales, síndrome de fatiga crónica y depresión. En Estados Unidos, el promedio entre el inicio de los síntomas de esta enfermedad y la confirmación del diagnóstico es en la actualidad de 11 años. Cuando el médico de cabecera sospeche de que su paciente tiene celiaquía debe remitirle a un especialista, un gastroenterólogo que tenga experiencia en el tratamiento de celiacos.

¿Qué es la intolerancia a la lactosa y en qué está relacionada con la celiaquía?

La lactosa es un azúcar natural que se encuentra en la leche y en los productos lácteos. La intolerancia a la lactosa es un trastorno que proviene de una deficiencia de lactasa, la enzima necesaria para descomponer la lactosa. Entre los síntomas de la intolerancia a la lactosa se encuentran los siguientes: hinchazón, gases, calambres abdominales, diarrea, náuseas y dolores de cabeza. En las personas celiacas la intolerancia a la lactosa es más frecuente debido a que el deterioro del tracto gastrointestinal puede reducir el nivel de lactasa en el organismo. La intolerancia a la lactosa es por lo general un trastorno temporal hasta que el intestino se recupera de nuevo.

¿Existe una relación entre celiaquía y diabetes?

Sí. Existe una fuerte correlación entre la celiaquía y diabetes tipo 1. El predomino de la diabetes tipo 1 en la población general es de un 0,5 %, mientras que el de la celiaquía es de un 5 a un 10 %. Por el contrario, no se ha encontrado relación alguna entre la celiaquía y la forma más común de diabetes tipo 2.

¿Qué es la dermatitis herpetiforme y qué tiene que ver con el gluten?

La dermatitis herpetiforme (DH) es una grave enfermedad de la piel que provoca unas vesículas que producen muchos picores y se desarrollan en codos, rodillas, nalgas, cuero cabelludo y espalda. La DH es también una enfermedad genética y autoinmune y está vinculada a la celiaquía. De hecho, alrededor de un 5 % de los celiacos desarrolla una DH, bien antes de ser diagnosticados, bien durante el primer año tras seguir la dieta. Al igual que la celiaquía, la DH se trata con una dieta sin gluten y con medicamentos para controlar los picores de piel.

La mayoría de las personas con DH no presenta síntomas gastrointestinales claros, pero casi todas ellas muestran cierto deterioro en el intestino delgado. Por consiguiente, tienen potencialmente los mismos problemas nutricionales y los mismos trastornos que los celiacos. Tanto la celiaquía como la DH son incurables, y en ambas enfermedades aparecen los síntomas y los problemas cuando se consume gluten.

¿Qué otras enfermedades o dolencias están vinculadas a la celiaquía?

Al parecer, hay muchos otros trastornos y enfermedades –algunas de ellas autoinmunes– que tienen una gran incidencia en las personas celiacas. La conexión entre la celiaquía y algunas de esas dolencias puede ser estrictamente genética. Entre ellas destacan las siguientes:

- Dermatitis herpetiforme (DH)
- Insuficiencia renal
- Insulinodependencia de diabetes tipo 1
- Carcinoma de orofaringe, esófago e intestino delgado
- Enfermedad tiroidea
- Insuficiencia hepática
- Síndrome de Sjogrens
- Enfermedad de Graves
- Lupus eritematoso sistémico
- Enfermedad de Addison
- Artritis reumatoide
- Hepatitis crónica activa
- Nefropatía por IgA y deficiencia de IgA
- Esclerodermia
- Síndrome de Down

Recientemente se ha sabido que una dieta sin gluten puede contribuir a aliviar ciertas enfermedades como el autismo, el síndrome de fatiga crónica, la esclerosis múltiple y el síndrome de déficit de atención e hiperactividad. Se trata de descubrimientos que aún no se han demostrado, pero en la actualidad se está investigando en el tema. Una dieta sin gluten no es, de modo alguno, una cura efectiva de esas dolencias pero contribuye en muchos casos a aliviar los síntomas. El enfermo debe hablar con su médico de los posibles beneficios de seguir una dieta sin gluten. Partiendo de que los celiacos presentan una gran incidencia de estas enfermedades, hay que hacer énfasis en la conveniencia de realizar visitas médicas en las que llevar a cabo exámenes regulares en los que se controle la salud.

¿Existe relación entre autismo y dietas sin gluten?

Hay quien actualmente aboga por seguir un protocolo para el tratamiento de niños con comportamiento autista que comprenda una dieta sin gluten y sin caseína (una proteína presente en los productos lácteos) durante al menos tres meses. Ése es el período mínimo que permite determinar si la dieta causa efecto. Últimamente se ha producido un buen número de investigaciones que demuestran que la incapacidad de descomponer ciertos alimentos (las proteínas del gluten y la caseína) puede afectar al desarrollo cerebral de algunos niños, originando un comportamiento autista. Esas proteínas no digeridas (llamadas péptidos) se secretan por lo general por medio de la orina, aunque unas cuantas penetran en el flujo sanguíneo. Los péptidos parcialmente descompuestos que llegan a la sangre atacan a los receptores opiáceos del cerebro infantil y, según parece, ocasionan un desarrollo cerebral anormal y un efecto opiáceo. (Los opiáceos son muy adictivos y pueden llegar a niveles tóxicos.) Los efectos opiáceos pueden causar somnolencia en los niños, bloqueo de los receptores del dolor y depresión en la actividad del sistema nervioso. Un sencillo análisis de orina puede determinar la presencia de péptidos parcialmente descompuestos. Si el análisis muestra un nivel alto de péptidos parcialmente descompuestos en la orina, lo mejor es que el niño siga una dieta sin gluten y caseína. Pero las investigaciones llevadas a cabo no han demostrado aún que una dieta así pueda ayudar a todos los niños con autismo, si bien se siguen llevando a cabo nuevos estudios. Para más información sobre este tema puede consultarse la página web de la Sociedad Norteamericana de Autismo (*www.austism-society.org*) y la Agrupación Austista a favor de una Intervención Dietista (*www.autismndi.com*).

¿Cómo debo comunicarme con mi médico?

Lo primordial es encontrar un médico que atienda a tus necesidades concretas. El médico debe ser alguien digno de tu confianza y con el que te sientas totalmente cómodo para hablar de tus preocupaciones, sospechas y sentimientos. Tu médico debe ser una persona abierta a cualquier información que le aportes acerca de la celiaquía. Busca un profesional que te permita participar de manera activa en tu propio tratamiento y que te aporte todo el apoyo y la asistencia necesarios para diagnosticar y tratar tu enfermedad. Asegúrate de que el médico elegido tenga los conocimientos necesarios acerca de la celiaquía y que esté dispuesto a examinar a fondo a sus pacientes.

Una buena idea es guardar una copia de todos los documentos médicos, cosa a la que legalmente el paciente tiene derecho. Esto permite llevar un control actualizado, día a día, de su enfermedad y del tratamiento, además de facilitar las cosas en el caso de cambiar de médico. También hay que pasar un examen médico anual, además de las pruebas adecuadas a la edad y los posibles factores de riesgo. Las personas celiacas deben someterse a una prueba de anticuerpos del gluten cada año para seguir de cerca la respuesta del organismo a la dieta sin gluten. Si la prueba resulta positiva significa que el paciente debe seguir más de cerca la dieta sin gluten. Otros análisis anuales deben ser de sangre y de tiroides para medir los niveles de ácido fólico, calcio, hierro y vitaminas D, A, K y B12. Las personas que muestren niveles anormales deberán someterse cada año a una densitometría ósea.

A fin de elegir un especialista puede consultarse primero con el médico de cabecera. Otra fuente de información puede ser la de los servicios médicos locales, o bien los centros universitarios de la zona donde vive el paciente.

¿Qué cosas debo preguntar a mi médico?

Es importante preparar la visita al médico, pensar qué preguntas hacerle y escribirlas para que no se olvide nada. Si uno tiene la sospecha de que es celiaco, lo mejor es hacer los deberes y repasar las preguntas antes de la visita. Durante la misma se debe preguntar todo lo que uno considere necesario sin sentirse intimidado. Se trata de la propia salud y el propio cuerpo; hay que pensar que se tiene el derecho a saber y a entender lo que está sucediendo. Si el médico no contesta claramente a alguna pregunta, hay que pedirle que la aclare. También va bien repetir las respuestas para ratificar que se han entendido. Hay que asegurarse de que el médico sepa si otros miembros de la familia son celiacos o cuál de ellos experimenta él mismo tipo de síntomas que el enfermo. Siempre que sea posible, lo mejor es ir acompañado de un amigo o de un familiar; a veces es mejor dos pares de oídos para escuchar, comprender y retener mejor lo que se dice en la visita.

No hay que tener prisa por abandonar la consulta, sino permanecer en ella hasta estar seguro de que no queda ninguna pregunta por responder y se ha comprendido bien el diagnóstico, el tratamiento y todo lo demás. Antes de salir hay que asegurarse de cómo contactar con el médico para cualquier otra cuestión que pueda surgir. Y lo más importante, en el caso de no quedar satisfecho de la visita al médico o especialista hay que consultar con otro profesional. El paciente tiene todo el derecho a llegar al fondo de la cuestión, de los síntomas y mejorar su salud. El hecho de que el médico sea un gastroenterólogo no significa que esté especializado en celiaquía, por tanto es posible que haya que consultar a más de un profesional.

A continuación veremos algunas de las preguntas más importantes que el paciente debe realizar a su médico siempre que sospeche que es celiaco o si le han diagnosticado esa enfermedad y está buscando a un especialista para que le trate:

- ¿Tiene usted experiencia con la celiaquía?
- ¿Cuántos pacientes celiacos ha visto en el último año?
- ¿Es una enfermedad común?
- ¿Cuál es la causa de la celiaquía?

- ¿Puede explicarme cómo es esta enfermedad y sus síntomas?
- ¿Cómo se diagnostica?
- ¿Cómo se trata?
- Si soy celiaco, ¿debe mi familia someterse a pruebas de diagnóstico de esta enfermedad?
- ¿Es posible seguir una dieta con un poco de gluten?
- ¿Debo tomar suplementos vitamínicos o minerales?
- ¿Puedo tener intolerancias alimentarias asociadas a esta enfermedad?
- ¿Por qué y dónde debo hacerme una prueba de densitometría ósea?
- ¿Qué otras pruebas debo hacerme y con qué regularidad?
- ¿De qué debo preocuparme si soy celiaco?
- ¿Qué complicaciones pueden surgir con esta enfermedad?
- ¿Quién puede asesorarme bien sobre una dieta libre de gluten?

¿Qué cosas pueden ayudarme a convivir fácilmente con la enfermedad celiaca?

Vivir con esta enfermedad puede ser un tanto complicado. Sin embargo, a medida que se van aprendiendo más cosas acerca de ella, la celiaquía se controla con toda naturalidad. He aquí unos cuantos consejos para enfrentarse a ella de una manera fácil cuando se inicia la dieta:

Reúne toda la información posible acerca de la celiaquía y de las dietas sin gluten. Habla con tu médico, busca en Internet (asegurándote de consultar páginas fiables), lee libros y publicaciones sobre el tema, consigue libros de cocina especializados en dieta sin gluten, y familiarízate con asociaciones y grupos. El conocimiento es poder; cuanto más sepas, más fácil te resultará controlar la enfermedad y vivir una vida más fácil. A medida que vayas informándote, enseña lo que sabes a tu familia. Es muy importante que tus familiares comprendan las nociones básicas de una dieta sin gluten.

¡No lo lleves tú solo! Busca a otros pacientes celiacos que puedan ayudarte y animarte en los momentos difíciles. Hay muchos grupos y asociaciones de barrio, así como coloquios, charlas y páginas de internet que proporcionan todo tipo de ayuda y apoyo.

Asegúrate de conseguir un buen especialista. Al principio, la cosa puede ser un tanto difícil y acaparadora, de modo que no dudes en hablar con un dietista titulado que esté especializado en celiaquía y en las dietas sin gluten. Un dietista te ayudará a aclararte con los alimentos que puedes tomar y los que no, y además te proporcionará información muy útil. Busca una asociación en tu zona, ya que en ella te informarán de especialistas profesionales, teniendo en cuenta que lo que necesitas es un experto en celiaquía y en dietas sin gluten.

Capítulo 2

Todo sobre las dietas sin gluten

Ya hemos convenido en que el único tratamiento para los celiacos es seguir de por vida una dieta sin gluten, y que existen otras dolencias, como la dermatitis herpetiforme, que requieren dietas sin gluten de manera continua. A continuación veremos algunas de las preguntas más frecuentes sobre las dietas sin gluten.

¿Qué personas necesitan seguir una dieta sin gluten?

Para los celiacos, comer cualquier alimento que contenga gluten, una proteína que se encuentra en el trigo, el centeno, la cebada y cualquier derivado de estos cereales, significa desencadenar en su organismo una respuesta autoinmune que produce la destrucción de las vellosidades intestinales y de las enzimas digestivas. El cuerpo produce anticuerpos que atacan al intestino delgado, generando diversos daños, enfermedades y, la mayoría de las veces, graves síntomas.

Las dietas sin gluten se utilizan, además de para tratar la celiaquía, en los casos de dermatitis herpetiforme (DH), una enfermedad de la piel, crónica y grave, que cursa con pústulas con picor en codos, rodillas, nalgas, cuero cabelludo y espalda. Cuando una persona con DH consume gluten, su organismo desencadena una respuesta del sistema inmune que deposita una sustancia llamada inmunoglobulina gamma A (IgA) bajo la capa externa de la piel. Una vez que eso ha ocurrido, una dieta sin gluten puede eliminar las pústulas, pero requiere su tiempo. La mayoría de las personas con DH no tienen síntomas gastrointestinales claros, pero casi todas ellas tienen algún tipo de trastorno en el intestino delgado. Por consiguiente, estos pacientes también tienen potencialmente todos los problemas nutricionales de un celiaco, incluidos los de mala absorción de los alimentos y malnutrición. Tanto la celiaquía como la DH son enfermedades de por vida, y ambas tienen síntomas y problemas cuando aparece el gluten en las dietas que siguen los que las sufren, de modo que es importante que desaparezca el gluten de sus vidas. El tratamiento de la DH puede incluir ciertos medicamentos para aliviar el ardor, los picores y los sarpullidos.

Hay personas que sufren formas menos agresivas de intolerancia al gluten, así que es más difícil diagnosticarles una celiaquía, pues no se pueden establecer criterios de diagnóstico. Las personas que tienen una intolerancia general al gluten no experimentan los síntomas graves de las celiacas, pero una dieta sin gluten puede mejorar considerablemente su salud y su calidad de vida.

¿La dieta sin gluten es una dieta sana?

Seguir una dieta sin gluten no significa no poder seguir una dieta sana. El principal objetivo debe ser tomar a diario alimentos bien equilibrados y también alimentos que estén en los otros grupos alimentarios. La clave está en construir un plan dietético saludable utilizando cereales alternativos.

Los alimentos con harinas integrales, como el pan, los cereales y las pastas, son fuentes magníficas de hidratos de carbono complejos, fibra y nutrientes –vitamina B y hierro entre otros–. En Estados Unidos, la mayoría de las harinas de trigo refinadas, presentes en los alimentos a base de harina, y los cereales están enriquecidos con tiamina, riboflavina, niacina, ácido fólico y hierro.

Por desgracia, las personas celiacas no pueden tomar ninguno de esos alimentos, y la mayor parte de los cereales sin gluten no están enriquecidos. Así pues, los alimentos elaborados especialmente sin gluten no proporcionan la misma cantidad de nutrientes que el resto de cereales.

Otro elemento fundamental y a tener en cuenta en la dieta es la fibra, ya que el trigo es el alimento que proporciona una gran cantidad de fibra en la dieta diaria y muchos de los alimentos sin gluten son bajos en fibra. Por consiguiente, es importante asegurarse de consumir la cantidad de fibra diaria recomendada.

A continuación se muestra una relación que menciona la cantidad diaria de fibra recomendada.

Ingesta diaria de fibra recomendada en EE.UU.

Hombre menor de 50 años	38 g diarios
Mujer menor de 50 años	25 g diarios
Hombre mayor de 50 años	30 g diarios
Mujer mayor de 50 años	21 g diarios

A fin de aumentar la ingesta de vitamina B, hierro y fibra se debe:

- Comer a diario fruta y verdura (al menos cinco piezas o más al día)
- Incluir en la dieta diaria otros alimentos sin gluten ricos en fibra, como legumbres (garbanzos, alubias), frutos secos y semillas.
- Tomar la fruta y las verduras con piel (siempre que sean comestibles, como las de las manzanas), pues en ella está la mayoría de la fibra.
- Optar por cereales integrales sin gluten y no por cereales refinados sin gluten. Utilizar, por ejemplo, arroz integral en vez de arroz blanco.
- Elegir alimentos sin gluten que contengan cereales con gran poder nutritivo, como el alforfón, la quinoa, el amaranto y la soja.
- Asociar alimentos ricos en vitamina C con otros ricos en hierro a fin de aumentar la absorción de este mineral.
- Tomar té o café entre comidas, y no con ellas para asegurase de que el organismo puede absorber todo el hierro.
- Aumentar la ingesta de alimentos que por naturaleza carecen de gluten y que son ricos en hierro y vita-

mina B, como carnes magras, legumbres, huevos, mantequilla de cacahuete, pescado, lácteos, verduras de hojas verdes, arroz integral, frutos secos (almendras), semillas (pipas de girasol), zumos de frutas (naranjas y tomates), patatas y, fundamentalmente, verduras.

- Hablar con el médico sobre la conveniencia de añadir a la dieta sin gluten un suplemento diario de minerales y vitaminas, así como un suplemento de calcio sin gluten. En el caso de no saber qué marca elegir o la cantidad que tomar, lo mejor es consultar con un dietista o con el médico.

¿Se puede tomar avena?

Incluir la avena en una dieta sin gluten ha sido durante un tiempo un tema controvertido, pues se cuestionaba la seguridad de hacerlo. El problema que había en el pasado acerca de esta inclusión residía en que si bien la avena era un cereal fiable, siempre existía la duda de que estuviera contaminada con otros cereales con gluten. Actualmente, las investigaciones realizadas han demostrado que la avena pura, sin contaminar, tomada con moderación, es un alimento seguro para las personas celiacas. Sin embargo, hay personas con esta enfermedad que muestran sensibilidad a la avena, ya sea pura o no. Si se quiere introducir este cereal en una dieta sin gluten lo mejor es consumir sólo productos testados en los que la avena esté en estado puro, libre de contaminación.

Según la página web *www.gluten.net*, la postura del Grupo Norteamericano de Personas Intolerantes al Gluten es ésta: las investigaciones muestran que la avena pura, sin contaminar, tomada en cantidad moderada (½ taza del cereal seco al día), es segura para la mayoría de los celiacos. Dado que sigue cuestionándose que todos los celiacos puedan tolerar la avena, se les advierte que antes de incorporar avena a su dieta diaria deben consultar con su equipo médico y también someterse a análisis periódicos que determinen el nivel de anticuerpos a fin de asegurar que la avena no les produzca daño alguno.

¿Cómo se debe iniciar la dieta sin gluten?

Hay que tener en cuenta que adecuarse a cualquier circunstancia nueva lleva su tiempo. No se puede esperar aprender de la noche al día todo lo necesario; es muy normal sentirse superado y consternado por todos esos alimentos favoritos que ahora hay que evitar. Pero existen muchos otros disponibles, sin gluten, un número que seguirá aumentando a medida que se incrementa el número de personas diagnosticadas con celiaquía.

Un primer paso importante es el aprendizaje. Hay que saber leer todas las etiquetas antes de comer cualquier alimento, y llegar a ser un experto en ello. Si el alimento contiene algún ingrediente cuestionable, debe evitarse tomarlo hasta saber más cosas respecto a él. Mientras se aprende qué alimentos comer y cuáles no, lo mejor es atenerse a los que no contengan gluten, como carne y pescado, legumbres, patatas y arroz, y frutas y verduras. Mientras la persona celiaca no sea intolerante a la lactosa puede tomar productos lácteos, alimentos sanos y deliciosos. La clave está en no mezcla estos alimentos con otros que contengan gluten.

A continuación, mencionamos algunos consejos útiles para empezar la dieta sin gluten:

- Aprender a centrarse en los alimentos permitidos y no en los que contienen gluten.
- Aprender todo lo posible sobre los alimentos sin gluten y tomar nota de lo aprendido. Elaborar una lista de alimentos «seguros» para tener una referencia rápida.
- En el caso de tener dudas sobre un alimento concreto, lo mejor es ir a la fuente y contactar con el fabricante.
- Llevar un diario para familiarizarse con los alimentos sin gluten y las comidas. Tomar nota de los alimentos investigados, de lo que se come y de cómo reacciona el cuerpo puede contribuir a elaborar unos patrones que indiquen las sensibilidades alimentarias.
- Ante la duda: ¡no hacer nada! No comer nada de lo que no se esté seguro.
- Dado que muchas personas que en los últimos años han sido diagnosticadas como celiacas son intolerantes a la lactosa, hay que esperar de dos a cuatro meses antes de introducir productos lácteos en la dieta. Una vez que los intestinos se recuperan, los celiacos no intolerantes a la lactosa volverán a tolerar los lácteos antes se desarrollar la celiaquía.
- No dejar que sea el cuerpo el que valore qué alimentos puede o no puede tomar. Si un alimento contiene

gluten no debe formar parte de la dieta, independientemente de que cause síntomas o no. Hay personas que no experimentan ningún síntoma tras consumir pequeñas cantidades de gluten, pero el intestino delgado se daña igualmente.

- Acostumbrarse a leer las etiquetas de todos los alimentos preparados antes de comprarlos y consumirlos. Muchos fabricantes cambian los ingredientes de sus productos y elaboran nuevas fórmulas, por lo que es importante comprobar las etiquetas con frecuencia. Hay que aprenderse todos los ingredientes que incluyan gluten sin anunciarlo, como elemento «oculto».
- Hay que tener en cuenta que un alimento «sin harina» no tiene por qué ser «sin gluten».
- Tener en cuenta que los utensilios, las tostadoras, las encimeras, las latas, las jarras y otros muchos sitios pueden estar contaminados con restos de alimentos con gluten.
- En las tiendas de comestibles, sígue los consejos de los empleados. Para consejos fiables, diríjete a un profesional.
- Cuando se coma fuera, no hay que temer preguntar acerca de las comidas y de cómo están preparadas, o de pedir que preparen algo especial.
- En las tiendas de alimentación no hay que dejarse confundir; debe recordarse que los alimentos frescos suelen estar en el perímetro del establecimiento. En la actualidad hay muchas tiendas o supermercados que tienen secciones especiales dedicadas a los alimentos sin gluten.

- En los establecimientos de productos dietéticos o en las parafarmacias del barrio se pueden encontrar alimentos sin gluten. Es aconsejable conocer diferentes tiendas, pues es posible que cada una de ellas tenga productos distintos. Cuando no se encuentran determinados alimentos es posible encargarlos.
- A través de internet y de las páginas web se pueden adquirir productos sin gluten.
- Es inestimable contar con otras personas para apoyarse mutuamente; únete a un grupo de apoyo o asociación.
- Es aconsejable invertir en libros de cocina de alimentos sin gluten y hacerse con una biblioteca propia. Intercambia recetas con los amigos de los grupos de apoyo.
- Contactar con un dietista especializado en celiaquía ayudará a empezar el buen camino.
- Uno debe prepararse para una posible hospitalización, asegurarse de antemano de hablar con el dietista del hospital sobre las necesidades dietéticas. Si no se está seguro de que el hospital atienda el tipo de dieta sin gluten, lo mejor es que alguien le lleve la comida de casa. También debe aclararse la situación con el médico o el personal sanitario para que las necesidades alimentarias del enfermo consten en su informe.
- Llevar encima, en el bolso o en un bolsillo, pequeños tentempiés. Seguir una dieta sin gluten no significa que uno no pueda darse un capricho cuando está en un cine o en un estadio.

¿Qué habría que preguntar a los fabricantes?

Cuando no se puede descifrar por medio de la etiqueta si un alimento contiene gluten o no, lo mejor es ir directo a la fuente y contactar con el fabricante. Es posible encontrar la dirección, el número de teléfono o la página web de la empresa en el paquete. Antes de llamar por teléfono o escribir un correo electrónico debemos asegurarnos de qué es lo que vamos a preguntar y ser específicos en la demanda. Lo mejor es acudir al representante de atención al cliente de la empresa para comunicarle la pregunta y asegurarse así de que se ha entendido qué es lo que se pretende saber y que la respuesta será la correcta.

Si se llama directamente a la empresa alimentaria es más probable obtener una respuesta inmediata. Y con la etiqueta delante es más fácil ir preguntando cosas específicas durante la llamada. En vez de preguntar si el producto contiene gluten, es mejor averiguar el origen de algunos ingredientes determinados, como trigo, cebada, centeno, almidón modificado o condimentos. Es también importante constatar que no exista ninguna contaminación, aunque el alimento no contenga gluten, así como saber si tras cada hornada se limpia el equipo de embalaje o si se utiliza uno especial e independiente para los productos con gluten. Finalmente, se debe confeccionar un listado de números de teléfono, páginas web y direcciones electrónicas para utilizarlos cada vez que se necesite repasar la información guardada o investigar nuevos productos.

¿Qué hay que buscar en las etiquetas de los alimentos?

Nunca se recalca suficientemente la importancia de leer las etiquetas de los alimentos antes de comprarlos o consumirlos. Existen muchos alimentos con contenidos obvios de gluten, pero aún son muchos más los que tienen rastros de gluten de manera menos obvia. Muchos ingredientes de los productos llevan nombres alternativos o «camuflados», y también hay derivados del gluten en ellos.

En Estados Unidos, por ejemplo, existe una legislación que, desde 2006, exige que las etiquetas de los productos identifiquen con toda claridad el trigo y otros alérgenos alimentarios comunes, ocho en total.

El problema de las personas que siguen una dieta sin gluten es que la cebada, el centeno y la avena no están contemplados en esa ley como alérgenos. Así, pues, es necesario consultar con las empresas productoras si un alimento contiene gluten o no. Existen muchas empresas que voluntariamente muestran la lista de ingredientes en sus etiquetas, mientras que otras añaden la advertencia «sin gluten». Si un alimento de la marca Kraft, por ejemplo, contiene cualquier tipo de gluten (en cuanto al etiquetado, ello incluiría trigo, centeno, cebada y avena), la fuente de gluten deberá reflejarse en el listado de ingredientes, sin importar lo escasa que sea la cantidad empleada.

A fin de satisfacer los recientes requerimientos la industria alimentaria tiene que enfrentarse a nuevos criterios para etiquetar sus productos como «sin gluten». Por vez primera la Agencia Norteamericana de Alimentos y Medicamentos (FDA, según sus siglas en inglés) ha propuesto que se defina el término «exento de gluten». Ello hace que las personas celiacas se sientan seguras sabiendo que los alimentos etiquetados especialmente como sin gluten son alimentos seguros para ellos. Según su página web (*www.fda.gov*), la FDA propone que un alimento etiquetado como «sin gluten» NO debe contener nada de lo que a continuación se cita:

- Un ingrediente que sea un cereal prohibido
- Un ingrediente derivado de un cereal prohibido y que no haya sido procesado para eliminar el gluten.
- Un ingrediente derivado de un cereal prohibido y que haya sido procesado para eliminar el gluten si ese ingrediente está presente en 20 partes por millón o más en el alimento.
- 20 partes por millón o más de gluten.

¿Qué ingredientes hay que evitar en una dieta sin gluten?

En una dieta sin gluten hay que evitar muchos ingredientes. Algunos de los más comunes están presentes en la lista siguiente, la cual forma parte de otra más extensa de la página *www.celiac.com*.

Dado que este listado no es global, lo mejor es cuestionarse todos los ingredientes de los que no se esté seguro.

Hay que evitar los siguientes:

- Almidón de trigo (trigo en el que el gluten se ha lavado para separarlo pero no se considera libre de él).
- Bebida de malta o leche malteada

- Bulgur
- Cebada perlada
- Cebada, malta de cebada, hierba de cebada
- Centeno
- Cerveza (a no ser que sea SG), cerveza ale, cerveza negra y otras
- Cuscús
- Escaña cultivada
- Esencia de malta (con frecuencia utilizada en los cereales)
- Espelta
- Extracto de malta
- Extractos de cereales
- Farro
- Germen de trigo
- Gluten de trigo hidrolizado
- Harina de fuerza
- Harina de grano duro
- Harina de trigo completo
- Harina fosfatada
- Harina Graham
- Harina leudante o harina con levadura
- Harina refinada
- Hierba de trigo
- Jarabe de malta
- Kamut
- Malta
- Malta de arroz
- Proteína de trigo hidrolizado
- Salvado
- Salvado de trigo

- Seitán
- Sémola de trigo
- Semolina
- Todas las harinas enriquecidas, a no ser que estén etiquetadas como SG (sin gluten)
- Trigo
- Trigo candeal
- Trigo roto
- Triticale
- Vinagre de malta

Los productos de la lista anterior, algunos de los cuales aparecen con los nombres «ocultos», indican la presencia de algún tipo de gluten, por lo que deben evitarse los alimentos que los contengan.

¿Hay otros ingredientes que puedan contener gluten y que una persona celiaca deba evitar?

Existen algunos alimentos que estén o no elaborados con cereales pueden ser tóxicos para las personas celiacas. Según los códigos federales de la FDA, la dextrina es un almidón hidrolizado parcialmente y también un ingrediente utilizado como agente espesante, aglutinante y diluyente en las pastillas y en las cápsulas. También es posible encontrarlo en alimentos preparados, dulces, salsas, rellenos para pasteles, pollo, pudines, sopas, suplementos y medicamentos. Según las regulaciones de la FDA, la dextrina puede producirse a partir del maíz, el almidón del maíz ceroso, la maranta, las patatas, el arroz, la tapioca, el sagú o el almidón de trigo. La mayor parte de la dextrina utilizada en EE.UU. procede del maíz o la tapioca. De todos modos, las personas que siguen una dieta sin gluten deben acostumbrarse a comprobar siempre qué ingredientes aparecen en las etiquetas. La maltodextrina, siempre que aparezca como ingrediente en la etiqueta de un producto comercializado en Estados Unidos, debe estar elaborada a partir del maíz o la patata según las regulaciones de la FDA.

El colorante de caramelo es un ingrediente que se utiliza para dar color a los alimentos. Se produce aplicando un cuidadoso tratamiento calorífico a ciertos hidratos de carbono, ya sea solo o con ácidos, alcalinos y sales. Pueden utilizarse los siguientes hidratos de carbono: dextrosa, azúcar invertido, lactosa, jarabe de malta, melaza, hidrolizados de almidón y sacarosa. En Estados Unidos, el producto más utilizado es el maíz, ya que tiene una mayor duración y produce mejores resultados alimentarios. Si la producción se realiza fuera de EE.UU. es probable que contenga gluten.

Las proteínas vegetales hidrolizadas (HVP, según sus siglas en inglés) se utilizan con gran frecuencia como potenciadores del sabor en alimentos preparados como sopas, salsas, asados y en algunos productos cárnicos, como las salchichas de Frankfurt, por ejemplo. Mediante un proceso químico llamado hidrólisis, ciertas proteínas (soja, maíz o trigo) se descomponen en aminoácidos. En Estados Unidos no está permitido utilizar el término HVP en las etiquetas de los productos alimentarios, mientras está por determinar la fuente proteínica a utilizar. La FDA, en el ámbito de regulaciones federales de códigos, establece lo siguiente: «El nombre usual de una proteína hidrolizada debe ser específico para el ingrediente y debe incluir la identidad del alimento del que proviene la proteína». Ejemplos de ellos son los siguientes nombres autorizados: «gluten de trigo hidrolizado», «proteína de soja hidrolizada» y «extracto autolisado de levadura». Otro ejemplo de término aceptado es el de «caseína hidrolizada», mientras que el de «proteína de leche hidrolizada» no está aceptado porque no es específico para el ingrediente (los hidrolizados pueden prepararse a partir de otras proteínas de la leche). Los términos «proteína vegetal hidrolizada» y «proteína hidrolizada» no son aceptables porque no indentifican la fuente de la proteína.

El departamento de regulaciones federales de la FDA establece, asimismo, que el almidón alimentario modificado puede producirse a partir del maíz, la tapioca, la patata, el trigo y otros almidones. Se trata de un producto sin gluten, a menos que proceda del trigo. Cuando el almidón alimentario procede del trigo, en la etiqueta debe aparecer la palabra «trigo». Actualmente, la FDA no exige que en las etiquetas de los alimentos aparezca la identidad del almidón modificado. Según las regulaciones de esta agencia estadounidense, cuando aparece la palabra almidón como ingrediente, debe considerarse que se trata de almidón de maíz. De tratarse de otro tipo de almidón, en el ingrediente deberá constar qué tipo de almidón es, como, por ejemplo, «almidón de trigo». No existe ninguna norma con respecto al almidón alimentario modificado, por tanto, debe cuestionarse el alimento que lo indique en la etiqueta.

Los «condimentos artificiales y naturales», como a menudo constan en la lista de ingredientes, pueden proceder de diversos cereales, entre ellos el trigo, el centeno y la cebada. La mayoría de los fabricantes estadounidense no utilizan condimentos con gluten, pero hay algunas excepciones. El trigo hidrolizado, el maíz y/o la proteína de soja se usan como condimentos o como potenciadores del sabor en todo tipo de alimentos.

Dado que muchos fabricantes suelen cambiar a menudo las composiciones de los alimentos que elaboran, deben comprobarse regularmente las etiquetas. No hay que probar ningún alimento sin antes haber verificado que no contiene ningún cereal prohibido. La siguiente lista no incluye todos los alimentos, pero sí algunos de los que hay que vigilar:

- Almidones gelatinizados o pregelatinizados
- Bacon artificial
- Condimentos
- Dulces o caramelos
- Emulsionantes
- Espesantes
- Estabilizantes
- Fiambre de pavo
- Fiambres
- Jarabe de arroz integral
- Mezclas de arroz
- Mono y diglicéridos (sólo en productos secos)
- Obleas
- Pastillas para caldo
- Patatas chips, ganchitos, etcétera
- Patatas fritas (en los restaurantes hay que averiguar si se han frito en el mismo recipiente que otros alimentos)
- Perritos calientes

- Pimienta artificial
- Potenciadores de sabor en la carne
- Proteína vegetal texturizada
- Salchichas
- Salsa de soja (comprobar en la etiqueta que no contenga gluten)
- Salsas
- Símil de pescado
- Sopas preparadas
- Verduras en salsa

Ahora que el lector sabe qué ingredientes debe evitar y cuestionar, he aquí una lista de ingredientes y aditivos que, según la página web celiac.com (en la que se encuentra una lista más completa), no contienen gluten y son seguros para los celiacos:

- Aceite de colza
- Aceites minerales
- Achiote
- Ácido adípico
- Ácido algínico
- Ácido ascórbico
- Ácido benzoico
- Ácido cítrico
- Ácido clorhídrico
- Ácido esteárico
- Ácido fólico
- Ácido fumárico
- Ácido glutámico
- Ácido láctico

- Ácido málico
- Ácido nítrico
- Ácido tartárico
- Aditivos BHA y BHT
- Agar
- Albúmina
- Alcohol cetílico
- Alfalfa
- Alforfón o trigo sarraceno
- Algarroba
- Aluminio
- Amaranto
- Amilasa
- Aminoácidos
- Arroz (blanco, integral, salvaje)
- Arroz glutinoso
- Azúcar blanco
- Azúcar invertido
- Benzoato de sodio
- Betacaroteno
- Cafeína
- Calcio disódico
- Carbonato cálcico
- Carboximetil celulosa
- Carragenano
- Caseína
- Cascinato de sodio
- Citrato de potasio
- Citrato de sodio
- Cloridrato de piridoxina
- Cloruro cálcico

- Crémor tártaro
- Dextrosa
- Dióxido de azufre
- Dióxido de titanio
- Esencia de vainilla
- Esplenda
- Estearamida
- Estearamina
- Estearato de calcio
- Estearatos
- Estearoil lactilato de sodio
- Etil maltol
- Etilmaltol
- Extracto de vainilla
- Fenilalanina
- Fenilalanina
- Fosfato de calcio
- Fructosa
- Gelatina
- Glicerina /glicerol /glicéridos
- Glicol politileno
- Glicol propileno
- Glucosa
- Goma arábica
- Goma de celulosa
- Goma de xantano
- Goma guar
- Goma tragacanto
- Gomas o resinas (de acacia, arábica, algarrobo, celulosa, guar, Karaya, tragacanto, xantana)
- Harina de arroz

- Harina de garbanzos
- Harina de haba
- Harina de soja
- Harina de tapioca
- Harina y/o almidón de patata
- Hidróxido de magnesio
- Jarabe de maíz
- L-cisteína
- Lactasa
- Lactosa
- Lecitina
- Lecitina de soja
- Levadura de cerveza
- Levadura de panadero o levadura de fuerza
- Llantén
- Luteína
- Maíz
- Maíz (salvado, almidón, copos, maíz descascarillado, gluten de maíz)
- Maltodextrina
- Manitol
- Maranta
- Melazas
- Metabisulfito de sodio
- Metilcelulosa
- Mezcla de harinas de garbanzos y habas
- Mijo
- MSG (glutamato monosódico)
- Niacina
- Nitrato de sodio
- Paprica

- Pectina
- Pepsina
- Poliglicerol
- Polisorbato 60 y 80
- Queratina
- Quinoa
- Resina de acacia
- Resina ester
- Riboflavina
- Sacarosa
- Sagú
- Salvado de arroz
- Semillas de lino
- Silicato de calcio
- Sodio dióctilo
- Sorbato de potasio
- Sorbitol-manitol
- Sorgo
- Sucralosa
- Suero
- Suero desmineralizado
- Sulfato de calcio
- Sulfitos
- Tartracina
- Teff
- Vinagre destilado (en EE.UU., la palabra «vinagre» en las etiquetas se refiere exclusivamente al vinagre de sidra)
- Xilitol
- Yoduro de potasio

¿Qué alimentos son los permitidos, los no permitidos y los dudosos dentro de los grupos de alimentos comunes?

El pollo, el pescado, las carnes rojas, las legumbres, las patatas, el arroz, la fruta, las verduras y la mayoría de los productos lácteos no contienen gluten y son seguros para los celiacos. El arroz, el maíz, la tapioca, las alubias, el sorgo, el mijo, el alforfón, la quinoa, el amaranto, el teff y las harinas de frutos secos son todos alimentos seguros en las dietas sin gluten. Es importante tener en cuenta los aditivos, estabilizantes, espesantes y conservantes, ya que es posible que contengan gluten. Éste es un ingrediente habitual en muchos alimentos, como los productos elaborados con trigo, el pan, los alimentos cocinados, los pasteles, las galletas y la pasta. La dificultad estriba en los «ingredientes ocultos» en los alimentos procesados, en los dulces, los medicamentos, los condimentos, los alimentos envasados, las salsas para aderezos y los suplementos con gluten. Es de suma importancia para los celiacos aprender a reconocer esos ingredientes en las etiquetas de los alimentos y hacer preguntas. Antes de consumir cualquier alimento hay que comprobar el listado de los alimentos dudosos.

En las listas siguientes, los alimentos están agrupados por categorías y en permitidos y dudosos. «Dudosos» significa que hay que leer la etiqueta del alimento y buscar en la lista de ingredientes antes de consumirlo. El listado siguiente es una adaptación extraída del libro *Gluten-Free diet: A Comprehensive Resource Guide* (case Nutrition Consulting, 2008), de Shelley Case, técnico superior en dietética y nutrición. Ha sido revisado por Kim Slominsky, también dietista y nutricionista diplomado.

Productos lácteos

Permitidos: leche (entera, desnatada o semidesnatada); nata; leche evaporada y condensada; mantequilla; yogur natural, queso natural, crema de queso, queso curado, queso fresco.

Dudosos: batidos con leche o leche aromatizadas; helado de yogur, crema agria, salsas de queso, quesos con sabores, yogures de fruta o de sabores; leche de soja o de arroz.

A evitar: leche malteada, helados con ingredientes dudosos.

Pan, galletas, cereales, galletas saladas

Alimentos permitidos: panes y bollería elaborados con harinas seguras, como las de arroz (blanca o integral), maíz, soja, amaranto, guisante, almidón de maíz, patata, legumbres, tapioca, sagú, salvado de arroz, mijo, lino, teff, sorgo, taro o quinoa, hierba de arroz (rica en fibra), avena pura sin gluten, pan rallado sin gluten, tortitas de maíz y tacos de maíz.

Cereales cocinados: crema de arroz, sémola de soja, maíz descascarillado, harina de maíz, crema de trigo sarraceno, mijo, copos de quinoa, copos de arroz, amaranto.

Cereales en frío: arroz inflado, maíz inflado, mijo inflado, copos de arroz, soja, amaranto, alforfón.

Alimentos dudosos: harina de alforfón (el alforfón puro no contiene gluten pero a veces se mezcla con harina de maíz, así que hay que comprobar los ingredientes); galletas de arroz; *todos* los cereales (incluso los elaborados con granos exentos de gluten) tienen que comprobarse para determinar si contienen aromatizantes o extractos de malta.

Alimentos a evitar: panes, bollería o cereales que contengan trigo, centeno, triticale, cebada, bulgur, germen de trigo, salvado de trigo, harina de maíz con trigo, harina integral, harina de gluten, harina de trigo duro, almidón de trigo, salvado de avena, semolina, espelta, kamut, farro, cerveza de trigo, harina enriquecida y cualquier otra harina no segura, cereales con extracto y aromatizantes de malta; tacos y tortitas de harina de trigo, preparados en polvo para gofres y crepes.

Pastas y arroces

Alimentos permitidos: pasta, fideos o macarrones de arroz, maíz, soja, quinoa, alubias, patatas y harinas permitidas; arroz (integral, blanco, salvaje), arroz glutinoso/dulce; kasha.

Alimentos dudosos: pasta de alforfón/soba; mezcla de arroces envasados.

Alimentos a evitar: cualquier tipo de pasta de trigo, almidón de trigo, o cualquier otro cereal o harina no permitido; cuscús; tabulé.

Carnes rojas, pescado, pollo, legumbres, semillas, frutos secos y sucedáneos de carne

Permitidos: carne fresca, sin mezcla; pescado o pollo (sin aditivos); huevos frescos; legumbres, guisantes secos, frijoles, habichuelas, soja verde y lentejas; la mayoría de los frutos secos y semillas; tofu blanco; mantequilla de cacahuete; judías fritas sin gluten; pizza casera con ingredientes permitidos; leche de soja sin gluten y/o sin malta.

Dudosos: carnes procesadas, como embutidos, jamón, bacon, carne envasada, salchichas de Frankfurt y salchichas; albóndigas o carnes preparadas (a menos que se conozcan sus ingredientes); hamburguesas congeladas o frescas; sucedáneos de pescado; sustitutos de clara de huevo; huevos liofilizados; alubias u otras legumbres envasadas; frutos secos tostados; proteína vegetal texturizada (PVT); comidas congeladas; hamburguesas vegetales o de tofu; alimentos preparados con soja o tofu; *tempeh.*

A evitar: pescados o carnes envasados con caldo vegetal que contenga proteína vegetal hidrolizada (PVH) con ingredientes no permitidos; pavo rociado o guisado con PVT o PVH; carnes o pescados preparados o engordados con harinas no permitidas, rebozados o pan rallado; pizzas industriales; seitán.

Sopas

Permitidas: sopas caseras y caldos elaborados con ingredientes permitidos.

Dudosas: sopas preparadas envasadas o congeladas; mezcla de sopa en polvo; caldo envasado; pastillas de caldo; *miso*.

A evitar: sopas elaboradas con ingredientes prohibidos, como la cebada; pasta de trigo y caldos que contengan gluten; sopas con espesantes de harina de trigo u otros ingredientes con gluten.

Frutas y verduras

Permitidas: fruta fresca, congelada y envasada; fruta seca o congelada; zumos de frutas y verduras.

Dudosas: fruta seca, rellenos industriales de fruta; verdura en salsa; mezcla de verduras envasada.

A evitar: verduras con salsas o cremas elaboradas con ingredientes prohibidos; pasteles de fruta con masa de trigo; verduras rebozadas.

Grasas

Permitidas: mantequilla, margarina, aceites vegetales (incluido el de colza); manteca de cerdo; ensaladas caseras aliñadas con ingredientes permitidos; mayonesa.

Dudosas: aderezos o salsas comerciales para ensaladas.

A evitar: sebo envasado; salsas y cremas preparadas o espesadas con ingredientes no permitidos.

Condimentos y otros

Permitidos: encurtidos naturales, condimentos naturales; aceitunas; ketchup; mostaza; hierbas y especias naturales; pimenta negra; todos los vinagres (a excepción del de malta); rábano picante; salsa Tabasco; salsas elaboradas con condimentos permitidos; cacao puro; chocolate cocido puro; chips de algarroba; chips de chocolate; coco; llantén.

Dudosos: salsa Worcesteshire; mostazas especiales; salsa barbacoa; salsa de soja; salsa teriyaki; salsa para tacos, salsa de rábano picante; levadura en polvo; salsa tamarí; mezclas de salsas comerciales.

No permitidos: encurtidos con mostaza (elaborados con harina de trigo); vinagre de malta; salsas y condimentos elaborados con ingredientes no permitidos; obleas elaboradas con gluten.

Postres y dulces

Permitidos: pudines caseros, natillas de huevo; postres con gelatina; pasteles, galletas, empanadas y masas elaboradas con ingredientes permitidos; miel; mermelada, jalea, jarabe de maíz, melaza, azúcar blanco o integral; sorbetes; malvavisco; azúcar de lustre o en polvo; regaliz sin gluten; chicle.

Dudosos: helados, helados en cucuruchos y gofres; mezclas de cremas y pudines; golosinas; barritas de chocolate (a menudo el chocolate no es puro y contiene otros ingredientes); pasteles industriales.

A evitar: golosinas con ingredientes no permitidos; cualquier postre, pastel, galletas, dulces, etcétera, elaborado con ingredientes no permitidos.

Bebidas

Permitidas: té, café natural, instantáneo, descafeinado, cacao puro; refrescos (tanto normales como «light»); zumos; sidra, vinos y espumosos; cerveza sin gluten; cava y champán; coñac, grappa; sake; brandy; bebidas alcohólicas destiladas como bourbon, ron (negro y especiado), ginebra; whisky; tequila; vermut y vodka; licores puros (los licores destilados, sin importar el cereal con el que estén elaborados, no contienen gluten debido al proceso de destilación).

Dudosas: té instantáneo, sucedáneos de café, café aromatizado; bebidas aromatizadas de frutas; bebidas de chocolates; batidos de chocolate, mezclas o sabores; infusiones aromatizadas; algunas bebidas de soja y de arroz; bebidas carbónicas y alcohólicas.

A evitar: cerveza, cerveza ale y negra, bebidas de malta y cereales; cebada con cordial.

Aperitivos

Permitidos: palomitas de maíz naturales, frutos secos, galletas saladas o *pretzels* sin gluten; patatas chips son gluten.

Dudosos: patatas chips solas o con sabores; chips de maíz; frutos secos tostados; tortitas de sabores; chips de sabores, pasteles de arroz.

A evitar: algunos aperitivos tipo chips pueden contener gluten.

Hay que tener en cuenta que en estas listas no están incluidos *todos* los alimentos. Aun así hay que leer cuidadosamente las etiquetas de los alimentos y aprender a detectar ingredientes y aditivos con gluten. Cuando no se está seguro de un alimento, antes de ingerirlo hay que investigar sus fuentes, e ir al origen y composición de los ingredientes; así, por ejemplo, hay salsas barbacoa o marinadas que pueden contener vinagre, por lo que hay que asegurarse de que el vinagre sea el permitido en una dieta sin gluten.

Una vez que el paciente ha aceptado su nuevo estilo de vida, es capaz de seguir adelante y aprender todo lo que quiera. Investigará, hará peguntas y aprenderá las numerosas variables que pueden afectar a los ingredientes de los alimentos que ingiera.

¿Existen productos no alimentarios que contengan gluten?

Existen productos que no son alimentarios y que contienen ingredientes con gluten que pueden ser fuentes de contaminación. Entre esos productos se encuentran los enjuagues bucales; los complementos vitamínicos y minerales; cosméticos; medicamentos (tanto los prescritos como los sin receta); dentífrico; sellos, sobres y otras etiquetas con pegamento. La palabra «almidón» en los medicamentos se refiere a cualquier tipo de almidón; por tanto, antes de utilizar esos productos, al igual que los alimentarios, hay que asegurarse de los ingredientes que contienen.

Capítulo 3

Los niños y la celiaquía

Síntomas en la infancia

La celiaquía se puede padecer en cualquier momento de la vida, tanto en la infancia como en la edad adulta. Los niños celiacos pueden tener la misma enfermedad que los adultos pero con síntomas diferentes. Los bebés se desarrollan con normalidad hasta que se introduce gluten en su dieta, momento en que comienzan a producirse los síntomas. Los especialistas recomiendan que no se introduzcan alimentos sólidos en la dieta de los bebés hasta que éstos tengan de 4 a 6 meses, y los estudios realizados indican que introducir alimentos con gluten en la dieta del bebé antes de los 4 meses puede predisponerle a sufrir una celiaquía, siendo más perjudicial hacerlo antes que después. También indican que una alimentación con leche materna durante el primer año de vida es una buena medida preventiva. Un niño celiaco puede presentar un aspecto físico caracterizado por un abdomen inflamado, piernas y brazos muy delgados y nalgas flacas debido a la malnutrición. Los niños no siempre presentan síntomas claros, como sucede en los adultos, sino que suelen tener poco apetito y dar muestras de apatía e irritabilidad. Estos niños tienen un peso inferior al habitual y algunos dejan de desarrollarse por completo. Para algunos, ése es el único síntoma de la enfermedad: las radiografías muestran falta de calcio y un crecimiento óseo lento. Los niños suelen volverse anémicos (falta de hierro en sangre) y presentan palidez. Los vómitos y las diarreas también son síntomas típicos, y también pueden aparecer problemas en el esmalte dental. Algunos adolescentes sufren un retraso en la pubertad como consecuencia de la enfermedad y suelen medir menos. También puede darse una pérdida de cabello. La llamada dermatitis herpetiformis, erupciones en la piel debido a la sensibilidad al gluten, es muy poco común en la infancia.

La Dra. Marcy Thorner, de New Market, comparte con nosotros el historial de su hija, la cual es ahora adolescente. La niña era un bebé activo y vital que de la noche a la mañana perdió peso, se volvió apática, pálida y mostró inflamación de abdomen. Rehusaba caminar, cuando antes, en octubre de 1993, correteaba por todo el patio de su casa saltando encima de montañas de hojas secas. En la primavera de 1994, la niña ni siquiera quería salir a la calle. Marcy pasó cinco meses trasportando a su hija por toda la casa en un carrito rojo, y llevándola y trayéndola al pediatra a que le hicieran más y más pruebas. Finalmente, el médico se la quitó de encima y la envió a un especialista del Hospital Nacional Infantil de Washington D.C. El pediatra dio poca importancia a los síntomas de la niña hasta que ésta necesitó que le cambiaran los pañales en su consulta y, aunque le echó un vistazo y dijo «celiaquía», aún tuvieron que pasar dos meses más hasta conseguir un diagnóstico definitivo. Habían pasado cinco meses desde que Marcy empezó a detectar los primeros síntomas, y faltaba un mes para que su hija cumpliera 2 años.

El diagnóstico en la infancia

Al igual que sucede con los adultos, hasta que un niño no presenta ningún síntoma de celiaquía no debe seguir una dieta sin gluten sin antes haber pasado por las pruebas necesarias para diagnosticarle adecuadamente. Un cambio en la dieta del niño dificultará el diagnóstico. Para diagnosticar a un niño se necesitan pruebas similares a las de los adultos, incluidos un análisis de sangre y una biopsia del intestino delgado. Y, como sucede con los adultos, una vez diagnosticada la celiaquía, ésta permanece toda la vida.

El tratamiento en la infancia

Una vez que el niño ha sido debidamente diagnosticado como celiaco, los padres o los tutores deben asegurarse de que siga una dieta sin gluten. Durante el primer mes después del diagnóstico deben limitarse las cantidades de grasa y azúcar refinado para que el revestimiento interno de los intestinos pueda sanar antes de poder absorber esos alimentos.

La total desaparición del gluten en la dieta del niño dará como resultado la desaparición de los síntomas de la enfermedad. En la mayoría de los casos, la irritabilidad disminuye y el apetito mejora en cuestión de pocos días. Al cabo de unas semanas, el niño empieza a ganar peso y las diarreas disminuyen, y en unos meses, una vez que los intestinos están sanos y los nutrientes se absorben de nuevo, el crecimiento del niño vuelve a sus índices normales, la inflamación abdominal desaparece y los valores en sangre recuperan la normalidad. Gran parte de las mejoras en la salud y el aspecto físico pueden darse incluso mucho antes de que los intestinos se hayan recuperado totalmente.

Los retos de una dieta sin gluten en la infancia

Los niños que siguen una dieta sin gluten necesitan un cuidado especial y una especial comprensión. El organismo de un niño está encaminado a alimentarse para crecer y desarrollarse adecuadamente. Es fundamental que la dieta sea sana y que no contenga gluten. No hay que limitarse a cocinar tan sólo unas cuantas recetas fáciles, hay que utilizar tantos ingredientes sin gluten como sea posible. Es importante que el niño que sigue una dieta sin gluten no se sienta diferente de los otros niños, y para ello quizás ayude que toda la familia siga esa misma dieta. Elegid recetas (*véase* el capítulo 6) sin gluten que puedan disfrutar en familia.

Es muy importante que los niños se sientan totalmente respaldados. En la adolescencia, es posible que el paciente se rebele y no quiera seguir la dieta. En esos años, si los chicos empiezan a tomar alimentos con gluten es posible que los síntomas no aparezcan aunque los intestinos ya estén maltrechos. Esto puede decepcionar al chico o la chica, que pueda pensar que no necesita seguir esa dieta y que está curado, cuando en realidad no lo está. Para que acepte la situación es imprescindible un continuo apoyo que asegure que no considerará la dieta como un gran incordio. Hay que ponerse a la altura del enfermo, explicarle la situación de acuerdo con la edad que tenga, qué es la enfermedad y por qué es necesario que tome alimentos especiales. Es sorprendente lo bien que los niños pueden entenderlo, incluso los más pequeños. Hay que explicárselo pero no hacer de ello un drama, hablarles de manera positiva y hacerles saber que se pondrán bien.

La etapa preescolar

Uno de los retos más complicados a los que se enfrentan los padres es el momento en que los familiares y amigos tientan al niño con alimentos inapropiados. Cuando son pequeños, los niños no entienden que no pueden comer según qué cosas; se les puede vigilar cuando están en casa, pero están expuestos a tomar otro tipo de comida en la guardería, cuando van de visita o en casa de otros familiares. Es difícil para los padres o los cuidadores saber si el niño ha tomado gluten, puesto que él es quien va a notar los síntomas pero no lo puede explicar.

Para asegurarse de que la gente no tentará al niño cuando los padres no estén presentes, aquí mostramos unos cuantos consejos:

- Poner al niño una chapa o una insignia que diga: «Tengo graves problemas de alergia alimentaria, por favor no me dé comida». La chapa será de un color divertido y atrayente para que la gente la vea y al niño no le importe llevarla. Aunque en realidad no se trate de una alergia alimentaria, llamará la atención de la gente.

- Enviar una carta a todo aquel al que el niño vaya a visitar en la que conste que es celiaco y una lista con los alimentos que no puede tomar. Subraye que no puede tolerar ni siquiera pequeñas cantidades. No hay que olvidar incluir productos no alimentarios, como plastilina o pegamento, que los niños suelen usar.
- Enseñar a los cuidadores a reconocer en la lista de ingredientes de un alimento si éste es adecuado o no. Darles una lista extensa que puedan utilizar como recurso. Explicar, asimismo, el tema de los ingredientes contaminados.
- Explicar qué tipo de síntomas puede experimentar el niño a causa de la enfermedad y qué hay que hacer si éstos aparecen.
- Hacer hincapié en que el niño no está enfermo sino que tiene una dolencia que requiere una dieta especial. Subrayar el hecho de que no hay que tratar al niño de manera diferente a los otros.

Marcy Thorner ideó un código especial para su hija Alix, cuando ésta era muy pequeña. Acuñó una frase: «comida especial de Alix» y la abrevió con las siglas CEA. Etiquetó con esas siglas los paquetes de comida del frigorífico y de la despensa; compró pegatinas de mariposas para ponerlas en los productos CEA para que la niña pudiera identificarlos y tomarlos ella misma del armario. Marcy logró que a los cinco años su hija empezara a leer las etiquetas con los ingredientes en las tiendas. Ahora Alix sabe pedir ella sola en los restaurantes, hacer las preguntas pertinentes y dar las instrucciones precisas de cómo freír una hamburguesa en una sartén limpia en vez de en una parrilla, no tomar bollería, y no añadir cosas al plato. Es importante dar al niño responsabilidad y permitir que conozca la dieta que debe seguir, ya que le aportará la confianza que necesita para vivir una vida normal y saludable.

En el colegio

Es necesario que los niños aprendan a lo largo de todo el proceso. A medida que se hacen mayores necesitan ir tomando control de su dieta gradualmente, aprendiendo a leer las etiquetas y a hacerse algunas de sus comidas. Es más fácil enviar al niño al colegio con la comida preparada de casa y no hacerle pasar dificultades en la cafetería o en el comedor del centro. Si se tiene confianza con el personal del colegio, se puede permitir al niño que ocasionalmente compre comida en el comedor y así pueda sentirse parte del grupo. Cuando se prepara la comida en casa hay que intentar que se parezca lo máximo posible a la que comen los otros niños.

Durante la época escolar es importante enviar una carta al profesor y también hablar con él, o con el director, la enfermera del centro y la dietista sobre la situación del niño. Hay que repetir esto cada curso, en previsión de que cambien los profesores o el personal del centro. A continuación, se muestra un modelo de carta que puede servir de ayuda:

❖

Apreciado Sr. / Sra. / Srs.:

Estamos encantados de que Sally vaya a su clase este año.

Sally tiene una enfermedad un tanto seria llamada celiaquía y debe seguir una dieta especial prescrita por su médico. Estos últimos años hemos podido comprobar que la buena comunicación entre el profesor de Sally y nosotros mismos es esencial para controlar la enfermedad. La celiaquía requiere una dieta que no contenga gluten. Pensando en los posibles festejos, cumpleaños o salidas conjuntas que implican comidas, podemos sugerir marcas especiales o alimentos sustitutivos que sirvan para toda la clase, o bien enviar algo especial para Sally mientras el resto del grupo come lo que esté pensado. Por favor, no dude en avisarnos cada vez que se planee algo para comprobar si es adecuado para Sally y si podemos prestar ayuda.

Estos últimos años, hemos estado utilizando un recipiente que rellenamos con diferentes cosas y Sally puede elegir lo que más le apetezca; si cree que ello le puede servir le llevaremos uno. Nos satisface poder facilitarles las cosas y hacer que Sally se encuentre más integrada. El año pasado elaboramos una lista de los padres de su clase para las fiestas de cumpleaños y otra con las fechas de los cumpleaños. En esas fechas, le dimos a Sally la oportunidad de llevar un dulce especial o bien comer de su recipiente. Parecía estar más cómoda a la hora de controlar ella misma las diferentes situaciones sociales. De ser posible hacerlo así también este año, la niña podrá responsabilizarse de su propia dieta.

Adjunta a la carta, encontrarán una lista de los alimentos, con sus respectivas marcas, que ella puede tomar. Toda la fruta y la verdura, así como los cacahuetes con cáscara y la leche entera son alimentos seguros para ella. En cuanto a los alimentos procesados y los zumos, la cosa es más complicada. Existen productos seguros que pueden resultar contaminados si entran en contacto con alimentos que contengan gluten, como, por ejemplo, las migas de una mesa o un cuchillo que se haya utilizado para extender un alimento en unas crackers.

Si Sally toma gluten, en un término de 12 a 24 horas tendrá dolores de estómago y diarrea abundante. Por lo que en el caso de que tome algo que no deba, necesitará acudir al baño de inmediato. En caso de que ustedes perciban que se toca el estómago o que se queja de dolor, enseguida iríamos a recogerla al colegio. El dolor sólo dura un día; en cambio, la diarrea puede durar toda una semana. Apreciaríamos sobremanera que nos avisaran de inmediato en el caso de que Sally ingeriera gluten o se expusiera a él, de este modo podríamos vigilar sus síntomas.

La enfermedad celiaca es similar a una alergia, en ella hay que evitar todos los alimentos con gluten y también el contacto con materiales que lo contengan, lo que incluye trigo, centeno, cebada y sus derivados. Si no hay contacto alguno, Sally puede llevar una vida normal y participar en todas las actividades. Sin embargo, una simple migaja de gluten puede ocasionarle graves daños. También puede tener reacciones cutáneas, y aunque puede que no formen parte de las actividades escolares la plastilina, el papel maché, los collares de cereales o pasta, algunos pegamentos y pinturas, pegatinas o sobres son potencialmente peligrosos si la niña los toca, ya que muchos de estos materiales contienen gluten.

Nos encantará aportar materiales que no contengan gluten o bien ponernos en contacto con los fabricantes de los productos que ustedes utilicen para verificar si contienen este producto.

Como norma, Sally llevará la comida de casa. Si nos proporcionan ustedes un menú mensual podremos adaptar la comida que lleve para que sea parecida o la misma que la de sus compañeros. A veces será igual, y otras un poco adaptada (hamburguesas sin el panecillo o tacos que no contengan gluten), y ocasionalmente Sally llevará algo totalmente diferente.

Coméntenos, por favor, cualquier cosa que desee saber o cualquier preocupación. Sally conoce perfectamente lo que le ocurre y está adaptada a ello. Se desenvuelve bien en un ambiente relajado, con conocimiento y con total conciencia de las posibles situaciones de inseguridad con respecto a los alimentos.

Agradecemos que nos advierta de los extras que requiere su dieta especial, ya que ello conlleva una dedicación especial, así que mostramos nuestra gratitud por sus esfuerzos y su colaboración para que Sally se encuentre bien e integrada en las clases.

Atentamente,
(Firmas y números de teléfono)

Doy las gracias a Lindsay Amadeo, de Des Moines IA, por esta carta de muestra.

❖

La adolescencia

Los años de la adolescencia llegan acompañados por la atracción que sienten los jóvenes por tomar alimentos que tienen que evitar, como pizzas o hamburguesas. Es importante enseñar a los chicos celiacos a salir por ahí con sus amigos sin ceder a la presión de tomar alimentos prohibidos. Si saben qué alimentos pueden sustituir, podrán ir con sus amigos a fiestas, restaurantes y demás, y tendrán ánimos para mantenerse fieles a lo que saben que es adecuado para ellos.

Consejos útiles para niños de todas las edades

Estos consejos contribuirán a que los eventos sociales y educativos de los niños celiacos sean más seguros y divertidos:

- Hay que asegurarse de que en las fiestas de cumpleaños el pastel o las golosinas no contengan gluten. Se deben retirar antes de que lleguen los niños y hay que hablar con el anfitrión.
- Hay que tener en cuenta la posibilidad de enviar al niño o la niña a un campamento de verano especial, sin gluten, a conocer a otros niños con celiaquía; así se sentirá menos aislado. En las asociaciones o grupos de apoyo locales se encuentran sitios así.
- Comprobar que cuidadores, profesores, directores, monitores, personal del centro, amigos y familiares de amigos entienden la necesidad de que la niña o el niño siga una dieta estricta sin gluten.

- Enviar cartas y hablar cada inicio de curso con el profesor. Asegurarse de que el profesor se responsabiliza de informar a los otros profesores o sustitutos durante todo el curso escolar.
- Recalcar a profesores y cuidadores que el problema va más allá de lo estrictamente alimentario. Hablar de los problemas que pueden acarrear los productos para manualidades o trabajos escolares.
- Formar parte de un grupo o asociación de padres de niños celiacos.
- Tener en casa al alcance del niño o la niña tentempiés sin gluten les ayudará a vencer la tentación de tomar alimentos con gluten. Guardar esos tentempiés debidamente etiquetados y en lugares accesibles.
- Utilizar etiquetas de colores llamativos para marcar los alimentos sin gluten, así le será más fácil al niño identificarlos y también a cualquier persona que esté a su cuidado.
- En los viajes o en las vacaciones familiares, hacer acopio de alimentos sin gluten.
- Implicar al niño o la niña a la hora de cocinar y planear los alimentos sin gluten.
- Comprar los alimentos con el niño o la niña y enseñarle a leer las etiquetas buscando los ingredientes que debe evitar.
- Animarle a que hable de sus sentimientos en relación con la enfermedad.
- Enseñarles desde pequeños a controlar la dieta y hacerlo de manera adecuada a cada edad. Contar con la ayuda de un dietista especialista en celiaquía.

- Dar seguridad al enfermo para que sea prudente sin que tenga miedo.
- Poner al niño o la niña un brazalete sanitario o una insignia a modo de advertencia para quienes puedan quedar a su cargo en ausencia de sus padres o cuidadores.
- Llevar al colegio, a los cuidadores, a casa de los abuelos u otros familiares, a los amigos, a los lugares donde el niño o la niña pueda pasar bastante tiempo una buena provisión de tentempiés sanos, sin gluten. Cuanto más se haga esto, más probable será que los demás lo acepten y también que el niño se integre.
- Participar al máximo en las actividades del niño o la niña, ya que de este modo será más fácil comprobar su dieta.
- Apoyar al enfermo en todo, que no se sienta incómodo a la hora de hablar de la reacción frente a un alimento por miedo a que le regañen. Si come algo dañino, en vez de reñirle es mejor mostrarle apoyo y ayuda hasta que pase la reacción al alimento. Después, en un momento propicio, se discutirá con calma qué ha sucedido. Hay que explicarles las consecuencias para la salud de ese tipo de accidentes.
- Cuando el niño o la niña es suficientemente mayor, es útil efectuar juegos de roles con situaciones de la vida cotidiana para que aprenda a manejarlas en el colegio, en casa de amigos, en fiestas o comiendo fuera de casa. Darle ideas de qué cosas decir a la gente en diferentes situaciones.

Marcy Thorner cree que su hija está bien preparada y que en general tiene una actitud extraordinaria, y afirma: «No cerramos ninguna puerta a causa de su enfermedad: cocinamos juntas por diversión, viajamos, salimos a comer fuera. Ha asistido a un campamento de celiacos en Rhode Island. Mi objetivo es ayudarla a sentirse tan segura y centrada que tome la decisión correcta a pesar de las presiones con que se encuentran los adolescentes. Con el tiempo, he elaborado un recetario de comidas sencillas que requieren muy poca adaptación —a veces ninguna—, para adecuarse a una estricta dieta sin gluten. Tengo una buena lista de consejos y trucos que hacen la vida más sencilla, menos cara, menos embarazosa y, en conjunto, más satisfactoria».

Ideas de comidas para niños

He aquí unas cuantas ideas de comidas y tentempiés. Para adaptarlas sólo es necesario un poco de imaginación y conocer las preferencias de los niños. Las dietas infantiles deben contener alimentos variados que encanten a los pequeños.

Comidas principales y guarniciones

- Alubias cocidas sin gluten
- Aperitivos
- Batidos de fruta
- Batidos de leche con ingredientes sin gluten
- Cereales sin gluten

- Chips de maíz sin gluten con chile casero
- Chips sin gluten (existen chips sin gluten de diferentes sabores)
- Compota de manzana
- Embutidos sin gluten con tortitas de maíz
- Fruta en almíbar, como trozos de piña o melocotón
- Fruta fresca, en trozos o entera
- Galletas saladas sin gluten
- Galletas sin gluten
- Gelatina natural o de fruta
- Gofres sin gluten con mantequilla y mermelada
- Hamburguesas caseras con panecillo y queso sin gluten
- Huevos cocidos
- Macarrones caseros con queso y sin gluten
- Maíz tostado sin gluten
- Manzanas con mantequilla
- Mazorcas de maíz
- Mini pizzas hechas con pan de viena o bollo sin gluten
- Nubes o malvavisco
- *Nuggets* de pollo casero
- Palomitas de maíz de microondas
- Pasta sin gluten con salsa de tomate
- Patatas fritas caseras
- Perritos calientes sin gluten con panecillo casero o bien con tortitas de maíz y queso sin gluten
- Pescado
- Pudin casero
- Quesadillas con queso (sin gluten) o tortitas de maíz
- Queso a la plancha sin gluten con pan sin gluten

- Queso de pasta hilada sin gluten
- Queso fresco y fruta
- Salchicha de Bolonia sin gluten y queso sin gluten
- Tacos de ternera o pollo sin gluten
- Tortas de arroz sin gluten con mantequilla
- Tortita de maíz o pan sin gluten con mantequilla y jalea o mermelada
- Uvas pasas
- Verdura fresca, como palitos de zanahoria y de apio, tomates cereza, etcétera
- Yogur natural o con fruta sin gluten, yogur sin sabores

Capítulo 4

La cocina sin gluten

Provisiones para la cocina

Un buen recurso es dedicar un espacio en los armarios de cocina para los productos que se necesitan para una dieta sin gluten. Asegurarse de tener siempre a mano ciertos productos hará mucho más fácil elaborar platos y aperitivos de manera más fácil. Y más fácil aún es cocinar por tandas, elaborar cantidades de alimentos o platos y luego congelarlos en envases individuales para poder disponer de ellos rápidamente, en un momento determinado.

Las personas celíacas a menudo necesitan improvisar comidas para asegurarse de que no contienen gluten, pero ello no siempre significa tener que invertir mucho tiempo. Existen diversos utensilios de cocina que ayudan a reducir el trabajo. Las máquinas para hacer pan y para hacer pasta, los robots de cocina y las ollas de cocción lenta son aparatos muy útiles para una cocina sin gluten.

Como en cualquier otro tipo de dieta, en la dieta sin gluten es muy acertado planear con antelación lo que se va a preparar.

Con los siguientes alimentos se ahorran problemas a la hora de preparar una comida o un tentempié.

Productos esenciales para una cocina sin gluten

- Aceites vegetales
- Aderezo para ensaladas (sin gluten)
- Alubias, guisantes, lentejas, judías cocidas sin gluten
- Arroz (integral)
- Atún o salmón en lata (sin gluten)
- Azúcar (blanco e integral)
- Bicarbonato sódico
- Carne fresca
- Cebollas
- Cereales (sin gluten)
- Condimentos (salsas, ketchup, etcétera, sin gluten)
- Crémor tártaro
- Especias (ajo y cebolla en polvo, pimienta negra)
- Fruta fresca y fruta congelada
- Frutos secos y semillas
- Galletas de arroz (sin gluten)
- Galletas saladas (sin gluten)
- Goma xantana
- Harinas de legumbres, como la de guisantes, de mijo, de almidón de patata, de arroz integral y arroz blanco, de sorgo, de soja, de arroz dulce y de tapioca
- Huevos frescos
- Leche (entera o desnatada)
- Levadura en polvo sin gluten
- Libros de cocina

- Maicena, almidón de patata, tapioca
- Maíz completo o en palomitas de microondas sin gluten
- Mantequilla de cacahuete
- Máquina para hacer pan
- Margarina o mantequilla
- Miel
- Olla de cocción lenta
- Pan rallado sin gluten
- Panes: pan sin gluten, panecillos, gofres y bollos
- Pasta (sin gluten, como las de arroz, maíz, patatas, legumbres, quinoa)
- Pastillas de caldo (sin gluten)
- Patatas
- Pollo en conserva (sin gluten)
- *Pretzels* o galletas saladas (sin gluten)
- Queso (sin gluten)
- Queso fresco
- Salsa de tomate, tomates enteros, tomates troceados (sin gluten)
- Salsas: salsa de barbacoa, salsa para pizzas, para la pasta, salsa de soja y salsa *teriyaki* (todas sin gluten)
- Semillas y frutos secos (almendras, avellanas, semillas de girasol y de sésamo)
- Surtido de mermeladas y jaleas
- Tofu (completo)
- Tortillas o tacos de maíz
- Vainilla
- Verduras frescas y congeladas
- Vinagre: de vino tinto y vino blanco, de sidra, de arroz y balsámico

- Yogur: natural o con fruta sin gluten
- Zumos frescos

Todo acerca de las harinas sin gluten

En la actualidad existen en el mercado muchas mezclas de harinas que son perfectas para elaborar panes, bollos, galletas, pasteles y cualquier postre horneado; pero también se puede elaborar todo esto desde cero, sin ingredientes previamente preparados.

Cuando se utilizan harinas sin gluten se requiere tan sólo un poco de trabajo extra. En muchas tiendas de alimentación especializadas e incluso en los supermercados del barrio pueden encontrarse harinas sin gluten, así como mezclas preparadas.

Hay muchas harinas sin gluten, pero las más típicas son las de maíz, arroz, soja, tapioca, patata, almidones o mezclas.

Estos diferentes tipos de harina pueden aportar a los alimentos sabores un tanto diferentes, por lo que es preciso practicar y experimentar con ellos hasta hallar la combinación perfecta. Hay libros de cocina que aportan una información detallada acerca de la elaboración de platos sin gluten, así como deliciosas recetas.

Aquí vemos algunas harinas sin gluten:

Amaranto: es una harina suave con cierto sabor a frutos secos, buena para hacer pasteles; el resultado es mejor cuando se combina con otras harinas sin gluten.

Arrurruz: sin demasiado sabor, habitualmente se utiliza como espesante en muchas comidas; tiene una textura similar a la del almidón de maíz y en las recetas puede sustituirse por la maicena y medirse como ésta.

Harina de almidón de patata: elaborada a partir de la patata, esta fina harina blanca es excelente para pastelería si se procede a tamizarla bien y se emplea en recetas con huevo. También se usa como espesante.

Harina de almidón de tapioca: se trata de una harina ligera e insípida que proviene de la raíz de la mandioca o cassava, excelente para espesar sopas, cremas, salsas, postres, etcétera. Puede conservarse a temperatura ambiente durante mucho tiempo.

Harina de arroz blanco: sin gran valor nutritivo y tampoco sabor, se conserva durante mucho tiempo y su mejor rendimiento se consigue mezclándola con otras harinas sin gluten.

Harina de arroz dulce o arroz glutinoso: el llamado arroz glutinoso es un excelente agente aglutinante, especialmente para elaborar salsas que tienen que refrigerarse o congelarse. A diferencia de la harina de arroz corriente, es un buen aglutinador de los ingredientes en las recetas de pasteles.

Harina de arroz integral: ligeramente dulce y de sabor suave, es excelente para elaborar postres, tiene un mayor contenido en nutrientes (fibra incluida) que la harina de arroz blanco y contiene salvado. Se utiliza junto a otras harinas sin gluten como aglutinante (como los huevos, los plátanos o la compota de manzana) para impedir que la masa se desmenuce. Es especialmente útil en panes, bollos y galletas en las que se necesita un sabor a frutos secos o salvado. Debido a los aceites que contiene su salvado, esta harina tiene una vida breve y con el tiempo su sabor se hace más fuerte. Se adquiere fresca y se guarda en el frigorífico para su conservación.

Harina de garbanzos: sabrosa pero suave, esta harina elaborada a partir de los garbanzos es rica en proteínas y fibra. Se puede utilizar combinada con otras harinas sin gluten para hacer pasteles.

Harina de garfava: es una mezcla de harina de garbanzos y habas, rica en proteínas y fibra. En pastelería proporciona volumen y humedad a las masas.

Harina de maíz: esta harina obtenida del maíz molido tiene un ligero sabor a este cereal y añade una textura ligera a los pasteles, galletas y magdalenas. Es muy útil combinada con otras harinas sin gluten.

Harina de mijo: suele secar la masa, por tanto, lo mejor es mezclarla con otras harinas en proporción de 1/5 partes.

Harina de patata: no es lo mismo que la harina de almidón de patata. Su textura es más fuerte, por lo que es mejor usarla en pequeñas cantidades y combinada con otras harinas sin gluten. Debe conservarse en el frigorífico.

Harina de quinoa: ligeramente amarga, es excelente para hacer galletas y *crêpes*.

Harina de sarraceno: de sabor fuerte, es mejor utilizarla combinada con otras harinas sin gluten. Hay que tener cuidado porque algunas marcas la mezclan con harina de trigo para reducir su intenso sabor.

Harina de soja: de textura suave y sabor a frutos secos, existe un tipo bajo en grasa que se conserva durante más tiempo. La harina de soja debe conservarse en el frigorífico o en el congelador (debido a su corta vida a temperatura ambiente). Dado su sabor intenso es mejor usarla mezclada con otras harinas sin gluten. Tiene un alto contenido en nutrientes. Si se es sensible a la harina de soja siempre puede sustituirse por harina de alubias en la mayoría de las recetas.

Harina de sorgo: un producto novedoso extraído de granos de sorgo cultivado especialmente para hacer harina. Su uso óptimo es en combinación con otras harinas sin gluten, se conserva bien en un estante de la despensa y puede sustituirse por harina de arroz.

Harina de teff: El teff es un grano versátil con un sabor suave y ligeramente dulce; es un gran espesante para sopas, salsas, estofados y postres.

Harina romano o harina de arándanos: oscura y de sabor fuerte, esta harina es el resultado de moler las semillas de arándanos. Es rica en fibra, proteínas y otros nutrientes. Los productos elaborados con esta harina son más densos, y se obtienen mejores resultados con menos cantidad.

Harinas de legumbres o frutos secos: con sabor a frutos secos, se utiliza en pequeñas proporciones para potenciar el sabor de los pudines, las galletas o la pasta casera.

Pasta de arroz: esta pasta cremosa, suave y esponjosa se elabora con la cáscara de arroz integral. Similar al salvado de trigo, su valor nutritivo es muy alto. Tiene una corta vida, por lo que hay que conservarla en el frigorífico.

Otras combinaciones de harinas

Las mezclas de estas harinas tienen una larga vida y pueden conservarse a temperatura ambiente. Una taza de esa mezcla equivale a una taza de harina de trigo. Existe una mezcla llamada «mezcla original de harinas sin gluten Bette Hagman» que es muy popular en Norteamérica. Se adapta a las recetas en proporción de una taza por cada taza de harina de trigo. Debido a su bajo contenido proteínico, la mezcla requiere la adición de un tipo de proteína extra, como clara de huevo, leche en polvo, gelatina o un sustitutivo.

Mezcla de harinas sin gluten Bette Hagman

Para 3 tazas:
    2 tazas de harina de arroz blanco
    $1/3$ de taza de harina de tapioca
    $2/3$ de taza de harina de almidón de patata

Esta harina puede solicitarse por internet en la página *www.ener-g.com*

Existe otra mezcla estupenda llamada «cuatro harinas Bette Hagman» que contiene suficiente proteína, por lo que no es necesario añadir nada, a excepción de goma xantana en algunas recetas.

Mezcla de cuatro harinas Bette Hagman

Para 3 tazas:
$2/3$ de taza de harina de garfava
1 taza de almidón de maíz
$1/3$ de taza de harina de sorgo
1 taza de harina de tapioca

Esta harina se puede encontrar ya preparada en internet, en la página *www.glutenfree-supermarket.com*

Otra maravillosa mezcla más es la «mezcla Featherlight de Bette Hagman», que también puede sustituir a la harina de trigo en la proporción una taza por cada taza. Esta mezcla especial contiene las suficientes proteínas y fibra para elaborar recetas de pasteles y galletas sin tener que añadir nada más que la goma xantana. Es una opción excelente para preparar panes y bollería sin gluten.

Mezcla Featherlight de Bette Hagman

Para 3 tazas:
1 taza de harina de arroz

1 taza de almidón de maíz

1 taza de tapioca

1 cucharada sopera de harina de patata

Esta harina preparada se puede encontrar en internet en la página *www.glutenfree-supermarket.com*

En el libro *The gluten-Free Gourmet Living Well Without Wheat,* de Bette Hagman, se encuentran recetas elaboradas con estas harinas.

Sustituir la harina de trigo como espesante por harina sin gluten

Las harinas sin gluten, los almidones y otros ingredientes pueden utilizarse como agentes espesantes en salsas, sopas, guisos, postres y otros alimentos. Cada una de ellas tiene sus propias características, por lo que algunas son más adecuadas que otras como espesantes. Los almidones, antes de usarse, deben mezclarse con agua fría, añadirlos en los últimos cinco minutos de cocción y no cocinarlos durante demasiado tiempo. También las harinas tienen que mezclarse con líquidos fríos antes de usarlas. Las gelatinas se ablandan en agua fría, se calientan hasta que el líquido está claro y después se añaden al alimento que deseamos espesar. Los almidones cocinados se muestran claros y brillantes, mientras que las harinas cocinadas tienen un aspecto más turbio y opaco.

Sustituciones para 1 cucharada de harina de trigo

Almidones

Almidón de amaranto	1 ½ cucharada
Almidón de arrurruz	1 ½ cucharada
Almidón de maíz	1 ½ cucharada

Harinas

Harina de legumbres (garbanzos)	1 cucharada
Harina de arroz integral	1 cucharada
Harina de arroz dulce o glutinoso	1 cucharada
Harina de tapioca	1 cucharada
Harina de arroz blanco	1 cucharada

Otros

Gelatina en polvo	1 ½ cucharada
Tapioca de cocción rápida	2 cucharadas

(Datos extraídos del libro *Gluten-Free Diet: A Comprehensive Resource Guide*, octubre 2008, de Shelley Case. *www.glutenfreediet.ca*).

Hay que tener en cuenta que algunas de las harinas sin gluten son muy perecederas, por lo que se tienen que conservar en recipientes herméticos en el frigorífico o en el congelador. Deben etiquetarse con la fecha de elaboración, para saber el tiempo que llevan almacenadas.

Levadura en polvo sin gluten

Siempre que se necesite levadura en polvo se puede recurrir a la siguiente mezcla:

$^1/_3$ de taza de bicarbonato

$^2/_3$ de taza de almidón de patata o de arrurruz

$^2/_3$ de taza de crémor tártaro

Mezcla bien estos ingredientes y conserva en un recipiente hemético.

1 ½ cucharadita de esta mezcla equivale a 1 cucharadita de la levadura en polvo estándar.

Consejos para cocinar sin gluten

Los siguientes consejos son muy importantes a la hora de cocinar y hornear alimentos sin gluten. Algunos de ellos se han extraído del libro de Shelly Case *Gluten-Free Diet: A Comprehensive Resource Guide:*

- Hasta dominar el arte de cocinar con productos y harinas sin gluten, empezar con recetas sencillas.
- Modificar las recetas favoritas sustituyendo los ingredientes estándar por aquellos sin gluten. Empezar con recetas que ya incorporen harinas sin gluten.
- La mayoría de las harinas sin gluten no se corresponden con las medidas de las harinas convencionales, por lo que para sustituirlas adecuadamente se debe recurrir a las anotaciones que se dan en este libro.
- Si se tiene que sustituir la harina de trigo por harina sin gluten, lo mejor es hacerlo con recetas que

requieran cantidades pequeñas de harina (menos de 2 tazas).

- Las recetas que requieran harina de repostería salen muy bien con harina sin gluten.
- Por lo general, las harinas sin gluten requieren más levadura que las harinas de trigo, por tanto, debe añadirse una pequeña cantidad extra de levadura en polvo y/o de bicarbonato para que el alimento suba más.
- Los alimentos horneados, como bizcochos, pasteles y galletas, quedan mejor cuando se utilizan harinas sin gluten. Las harinas de arroz blanco o integral con harina de almidón de patata y de tapioca dan muy buenos resultados en la elaboración de panes. La harina de almidón de patata y el almidón de maíz van muy bien para las pizzas, mientras que la harina de arroz blanco y tapioca funcionan bien para los pasteles.
- Si se introduce en el horno un recipiente con agua, el producto horneado conserva mejor la humedad.
- Cuando se utilizan recipientes de cristal para hornear, la temperatura del horno debe reducirse unos 25 ºC.
- A fin de conseguir más sabor y humedad, es aconsejable añadir a la receta frutos secos, fruta (compota de manzana, puré de calabaza o plátano triturado), yogur sin gluten o miel. Hay que agregar también un poco más de aceite o mantequilla si se cree que las recetas quedan demasiado secas.
- Si se incorpora a los horneados frutos secos (avellanas picadas, almendras, nueces) se consigue una mayor humedad en la masa y un sabor excepcional.

- Los copos de quinoa pueden sustituir a los de avena en las recetas en las que éstos no se pueden utilizar.
- Tamizar bien las harinas y las mezclas de éstas antes y después de medirlas ayuda a conseguir una mejor textura.
- Un huevo o una clara de huevo extra en la receta mejora la suavidad de la masa.
- La gelatina sin sabor en las recetas de horneados aportan humedad a la masa y contribuyen a que los ingredientes se mezclen bien. Antes de agregarla a la masa se mezcla el polvo con la mitad del agua que requiere la receta.
- Trabajar la masa para el pan sin gluten con una espátula o cuchara de madera. La masa suele ser demasiado espesa para usar varillas, así que utilizando una espátula se evita que quede demasiado fina y que no suba al hornearla.
- Con recipientes más pequeños se consiguen mejores resultados. Utilizar moldes para magdalenas, aros o moldes para panecillos, y si no se encuentra la medida adecuada siempre se puede emplear papel de aluminio para forrar cualquier recipiente de la medida deseada.
- Para dos barras de pan, utilizar ½ cucharadita de crémor tártaro y 1 de bicarbonato, ya que no interfieren en la levadura y contribuyen a que la masa de pan suba y se mantenga durante el horneado.
- A la hora de hacer galletas, refrigerar media hora antes la placa para hornear, puesto que la masa de las galletas no se deshace.

- Refrigerar la masa sin gluten al menos durante media hora, o mejor aún toda la noche, para que la masa adquiera una textura más suave.
- En las recetas para repostería, por ejemplo en los *brownies*, intentar sustituir una pequeña cantidad de harina sin gluten (una cucharada aproximadamente) por harina de arroz dulce o glutinoso.
- En los panes sin gluten, sustituir la mantequilla por leche o agua, ya que de este modo el resultado será más ligero, con una textura más fina.
- El almidón de maíz y la tapioca son muy buenos productos para espesar alimentos como compotas y salsas.
- Para hacer albóndigas puede usarse harina de maíz.

Máquinas para hacer pan

Últimamente se han hecho muy populares las máquinas para hacer pan, aunque no todas son apropiadas para hacer pan sin gluten. Hay personas a quienes les gusta utilizarlas, mientras que otras prefieren hacer el pan a mano. Si se decide invertir en una máquina de éstas hay que tener en cuenta lo siguiente:

- Dado que las masas con gluten son más densas y duras para trabajar, se debe elegir una máquina con palas más largas.
- Si el recipiente de la máquina es alargado, en forma de hoja, es mejor elegir una que tenga dos palas, en vez de una sola en el medio. De este modo se evita tener que ir recogiendo la masa de los extremos durante el proceso de amasado.

- Buscar un modelo que tenga varios programas, que permita, por ejemplo, controlar desde el amasado a la fermentación y el horneado, ya que de este modo se podrán controlar manualmente todos los ciclos.
- Por lo general, el pan sin gluten se elabora con los ciclos rápidos de la máquina. Algunas de las máquinas de hacer pan mezclan la masa sólo una vez, mientras que otras lo hacen dos veces. A fin de sacar el máximo provecho de la máquina, ésta debe permitir que se pueda detener tras el proceso de amasado, sacar la masa y poder utilizarla para otros fines, además de para hacer pan.
- Buscar un modelo que tenga un ciclo de enfriamiento, así la masa no se queda demasiado apelmazada si permanece en el recipiente sin trabajarla inmediatamente.
- Si se decide no congelar el pan, lo mejor es elegir un modelo de máquina que tenga un recipiente más pequeño y elaborar así un pan más pequeño.

En la actualidad existen diferentes tipos de máquinas en el mercado, de modo que es posible preguntar a las personas que las usan y pedirles consejo.

Aquí van unos cuantos consejos para hacer pan en una de estas máquinas:

- Si en la parte superior de la máquina o en las esquinas de la misma queda harina seca, seguramente la masa necesitará más líquido y/o trabajarse más. Añadir agua caliente (una cucharadita cada vez) y mezclar tras cada adición hasta que la masa esté blanda y menos seca.

- Si la masa resulta demasiado clara (con la consistencia de las galletas de mantequilla) y no le quedan marcas en la parte superior, lo más probable es que necesite más ingredientes que la sequen. Añadir una cucharada sopera de harina de arroz y remover después de cada cucharada hasta que la masa espese y se desprenda de los laterales de la máquina.
- La harina y los huevos que se usen deben estar a temperatura ambiente.
- Para que la masa suba, los ingredientes deben estar templados (no calientes).
- Para aportar humedad a la masa debe utilizarse leche y mantequilla, en vez de agua y aceite, además, esto crea una corteza más suave.

Evitar la contaminación con alimentos que contengan gluten

No sólo es importante asegurarse de que se toman alimentos sin gluten, sino que también hay que controlar que éstos no se contaminen con otros alimentos que contengan gluten. Esto sucede cuando un producto sin gluten entra en contacto con algo que lo contenga. En las casas esto puede suceder cuando se preparan los alimentos en utensilios compartidos o cuando éstos no se han limpiado a conciencia tras utilizarlos con productos con gluten. En otra escala más amplia, la contaminación puede aparecer en la maquinaria industrial, cuando no se utilizan máquinas diferentes o no se limpian tras la elaboración de cada lote. Es muy importante minimizar al máximo la contaminación, pues una persona celiaca necesita muy poca cantidad de gluten para que sus intestinos resulten dañados. Con unos sencillos pasos pueden reducirse las posibilidades de contaminación con gluten, algunos de ellos extraídos de la obra *Gluten-Free Diet: A Comprehensive Resource Guide.*

En casa, seguir la regla de «no untar dos veces», por ejemplo, no utilizar un cuchillo para untar mantequilla, mermelada o mayonesa en el pan y luego volver a usar ese mismo cuchillo para el mismo producto. Entonces el producto se contamina con las migas de pan con gluten. Una alternativa puede ser usar cucharas para sacar los alimentos de sus envases y luego extenderlos con un cuchillo, con cuidado de que la cuchara no toque el pan. Si es difícil que todos los miembros de la familia sigan este procedimiento, pueden separarse los alimentos en distintos envases, para quienes siguen una dieta sin gluten y para los que no. Comprando un envase más grande, puede repartirse el alimento en envases más pequeños y así se ahorra dinero. Cuando se haga algún tipo de salsa, siempre hay que separar un poco para los miembros de la familia que siguen una dieta sin gluten, de este modo no resulta contaminada con los utensilios de los demás.

Hay que prestar atención especial a los utensilios y envases que se utilizan para preparar la comida y para conservarla. Se deben dedicar ciertos utensilios y herramientas para el uso exclusivo de productos sin gluten. Las tostadoras de pan suelen ser una fuente de contaminación muy común por las migas de pan que quedan en ellas. Una solución es dedicar un espacio de la tostadora exclusivamente para el pan sin gluten, o bien comprar una tostadora sólo para los alimentos sin gluten. También es útil usar una tostadora que tenga una rejilla extraíble que se pueda limpiar después de cada uso. Hay que lavar cuidadosamente todos los utensilios, las tablas de cortar, las superficies de trabajo, las ollas y cacerolas después de cada uso. También hay que limpiar bien las encimeras antes de trabajar en ellas, pues las harinas de trigo pueden quedar en el aire durante muchas horas y contaminar las superficies de trabajo y los utensilios.

Los productos sin gluten deben guardarse en envases etiquetados; incluso es aconsejable almacenarlos en armarios separados y dedicarles un lugar especial en el frigorífico. Las etiquetas serán vistosas, de colores llamativos, para que todos los miembros de la familia reconozcan bien los productos sin gluten. No deben compartirse los recipientes de hierro o de teflón, pues son muy porosos. Lo mejor es usar utensilios de acero inoxidable. Hay que usar papel de aluminio o de cocinar para cubrir las ollas o cazos que se utilicen también para cocinar alimentos con gluten. Para la pasta sin gluten, hay que emplear un colador especial. Es lo más seguro, ya que es difícil limpiar a conciencia un colador, aunque sea en el lavavajillas.

Cuando se cocinan a la vez alimentos con gluten y alimentos sin gluten (pasta, por ejemplo), hay que asegurarse de utilizar utensilios diferentes. Lo mejor es preparar una cosa a continuación de la otra, y lo óptimo dedicar un conjunto de utensilios de cocina exclusivamente para cocinar alimentos sin gluten. Esto incluye comprar palas y cuencos diferentes para la máquina de hacer pan si ésta se utiliza para elaborar pan con gluten y sin gluten. Se debe decir a las personas ajenas a la familia, cuidadores o trabajadores, dónde están los alimentos sin gluten y cómo utilizarlos, así como recalcar la importancia de no mezcla ni alimentos ni utensilios. No se deben comprar productos, como, por ejemplo, la harina, en envases grandes, ya que en ellos se pueden haber utilizado herramientas usadas a su vez en envases de productos con gluten y, al contener trazas, estar contaminados.

Cuando se come en restaurantes hay que tener especial cuidado. Las patatas fritas (aunque sean sin gluten) pueden haberse cocinado en el mismo aceite que se ha utilizado previamente para freír alimentos con gluten. Es útil averiguar si el cocinero puede limpiar la plancha, por ejemplo, antes de preparar los alimentos sin gluten, así como mantenerlos separados de los que contienen gluten. Para ello, lo mejor es llamar previamente al restaurante para informarse de si pueden atender allí estas peticiones. En los restaurantes de buffet o en los familiares debe tenerse especial cuidado, pues se comparten más los utensilios para servir los alimentos y eso puede contaminar los platos.

Capítulo 5

El día a día de cocinar sin gluten

Planear con tiempo

La planificación de una dieta sin gluten significa una cosa: planear con tiempo. Hay muchos alimentos que por naturaleza no contienen gluten, lo que quiere decir que hay muchos alimentos que no se deben despreciar. De hecho, muchos de los alimentos favoritos (pasta, pan y productos horneados) pueden elaborarse con cereales sin gluten con prácticamente el mismo sabor que los alimentos que se solían tomar antes. Con una cocina bien surtida con los alimentos necesarios es posible hacer unas comidas sabrosas y fáciles y también tentempiés en cualquier momento.

Para empezar hay que elegir alimentos seguros, como carne fresca, frutas y verduras, huevos, queso, arroz, patatas y maíz. Y hay que evitar harinas elaboradas con trigo, centeno, cebada y sus derivados y evitar panes, panecillos, picatostes, pan rallado, pasteles, galletas, magdalenas, fideos y galletas saladas que estén elaborados con harina que contenga gluten. También hay que eliminar las sopas, salsas, condimentos y masas para rebozar, pues pueden contener espesantes con gluten. En un principio pueden ser de ayuda las ideas de menú que se dan en este capítulo, pero cabe recordar que sólo son un punto de partida para luego desarrollar las propias recetas de platos y tentempiés.

A continuación, mencionaremos un extracto de la obra *The Newly-Diagnosed Celiac and DH'er; Step By Step, Beginning the Gluten Free Lyfestyle* (*www.hounstonceliacs.org*), de Janet Rinehart y Lynn Rainwater:

- Planifica las comidas antes de ir a la tienda. Los dos primeros meses es un poco frustrante comprar, pues uno es nuevo en interpretar las etiquetas y, además, los productos que no contienen gluten son más caros. Es simplemente así.
- Para ahorrar tiempo y también problemas, planea al máximo la comida sin gluten que vayas a a preparar. La persona celiaca apreciará que no la traten de manera diferente a los demás y el cocinero o cocinera no tendrá que hacer dos comidas. Los «no afectados» pueden tomar, si lo desean, el pan o el postre con gluten, si lo prefieren.
- Para empezar, lo mejor son comidas sencillas, y no mezclas o platos complicados.
- Hay que tener en cuenta todas las intolerancias alimentarias de la familia y elaborar un borrador con las comidas de la semana siguiente, teniendo en cuenta los horarios familiares. Planea los entrantes, las verduras, la fruta y las ensaladas. Una vez a la semana idea un postre sin gluten que sea interesante.
- Utiliza la lista de productos sin gluten (la puedes obtener a través de cualquier asociación de celiacos)

para evaluar las marcas de los productos alimentarios. Después, haz una lista con los productos que necesitas según las recetas que vayas a hacer. Partiendo de una base semanal de productos, es posible evitar viajes extras a la tienda de comestibles, lo que reduce la frustración de tener que volver a mirar las etiquetas, a la vez que se ahorra dinero.

- Planifica también las comidas ligeras o refrigerios de la familia, tanto las que contengan gluten como las que no. Si se dispone de alimentos sin gluten (como frutos secos, palomitas de maíz, fruta y verdura cruda) es menos probable caer en la tentación de «picotear» cosas que no convienen cuando se siente hambre.

- Cada semana, intenta elaborar al menos una receta sin gluten. Anota comentarios y apuntes en los libros de cocina que uses o crea una lista con recetas favoritas. Anima a tu familia: ¿qué tipo de alimentos les gusta más? Intenta encontrar unos buenos sustitutivos sin gluten.

- Saca provecho del congelador. Congela porciones individuales de la cena para usarlas en las comidas. Congela también postres para usarlos como tentempiés.

- Hay muchas empresas que elaboran productos especiales sin gluten. Son más caros en comparación con el resto, pero hay alimentos congelados y también ya preparados que facilitan las cosas en un momento dado.

- Existen muchas empresas de productos sin gluten que venden en internet. Antes de comprar y/o hacer un pedido grande, es aconsejable pedir opinión sobre la calidad de esos productos a las asociaciones o grupos de apoyo.

- Lee siempre las etiquetas de los productos.

Ideas de comidas y aperitivos

Empieza bien el día: ideas para el desayuno

- Cereales sin gluten con leche desnatada, fruta fresca troceada, zumo.
- *Crêpes* sin gluten rellenas de fruta fresca.
- Tortitas o panqueques elaborados con una mezcla de harinas sin gluten o bien de masa casera sin gluten con fresas, sirope, zumo de fruta.
- Huevos cocidos, patatas fritas caseras, tostadas de pan sin gluten, leche desnatada, fruta fresca.
- Magdalenas sin gluten y fruta.
- Crema de cereales sin gluten (crema de arroz o de trigo sarraceno) con canela y uvas pasas, leche desnatada, ½ taza de zumo de uva.
- Batido hecho con yogur sin gluten, leche desnatada y arándanos, zumo de fruta.
- Panecillo sin gluten tostado con mantequilla, yogur sin gluten con arándanos, zumo de fruta.
- Sándwich de pan sin gluten, huevos revueltos, queso y jamón sin gluten, zumo de fruta.
- Parrillada de patatas y cebollas caseras con huevos revueltos, queso sin gluten, pimientos, zumo de fruta o ensalada de fruta fresca.

- Huevos revueltos con queso sin gluten y salchichas de pavo sin gluten.

La hora de la comida: ideas

- Tortita de maíz con ensalada de atún casera, macedonia de fruta.
- Sándwich de atún mezclado con cebolleta, mozarella y atún, pan sin gluten y queso sin gluten.
- Chile casero con alubias y carne y con crema agria sin gluten, chips de maíz sin gluten, ensalada variada con condimento sin gluten, uvas.
- Ensalada casera con huevo y panecillo sin gluten tostado, fruta fresca y yogur sin gluten.
- Patatas asadas con queso sin gluten, brócoli y salsa sin gluten, ensalada.
- Panecillo inglés con salsa para pizza sin gluten, queso mozarella sin gluten y verduras a elegir al horno; ensalada variada con aderezo sin gluten.
- Abundante ensalada verde con las verduras que se prefieran, queso sin gluten, semillas de girasol y un huevo cocido. Pechuga de pollo a la plancha servido con palitos de pan sin gluten con margarina y ajo en polvo y previamente calentado al horno.
- Tortilla de maíz rellena de pollo asado, queso cheddar sin gluten, salsa sin gluten, tomate troceado y crema agria sin gluten.
- Sopa sin gluten (preparada o casera), sándwich de pan sin gluten con queso y tomate.

- Ensalada de pollo casera con verduras, panecillo sin gluten con margarina.
- Hummus casero con galletas saladas sin gluten, crudités de verdura fresca y aderezo sin gluten.
- Perrito caliente sin gluten troceado con alubias cocidas sin gluten, palitos de zanahoria y aderezo sin gluten.
- Hamburguesa con patatas y queso sin gluten servida con panecillo sin gluten, chips y salsa sin gluten.
- Requesón servido con melocotón fresco troceado.
- Ensalada casera de pasta sin gluten y fruta fresca.

Hora de cenar: ideas de cenas

- Pasta de arroz con aceite de oliva, cebollas, pimientos, champiñones, brócoli y tomates frescos, tofu natural, pescado o carne.
- Pollo o cerdo a la barbacoa con salsa sin gluten, risotto con almendras tostadas y brócoli.
- Pechuga de pollo a la plancha con queso cheddar y salsa sin gluten, arroz integral con salsa sin gluten y brócoli al vapor.
- Enchiladas elaboradas con tortillas de maíz y pollo o tofu natural.
- Quesadilla de pollo preparada con pollo a la plancha y queso sin gluten entre dos tortillas de maíz; tostar ligeramente por ambas caras en una sartén, acompañada con salsa sin gluten, crema agria sin gluten, lechuga y tomate troceado.
- Pasta sin gluten con carne picada de ternera o de pavo, calabacín cocido y espaguetis sin gluten, en-

salada variada con aderezo sin gluten, pan de ajo sin gluten.

- Pizza elaborada con masa de maíz o de cereal sin gluten y los ingredientes favoritos, carne, verdura y queso sin gluten, ensalada variada y aderezo sin gluten.
- Salmón gratinado, pez espada o fletán en rodajas aderezado con salsa de soja, miel, jengibre y ajo en polvo, patatas y espárragos frescos.
- Brochetas elaboradas con la carne que se desee y verduras (ternera, pollo, langostinos, pimientos, cebollas, champiñones, tomates, o calabacines) marinadas en salsa italiana y salsa *teriyaki* sin gluten, y asadas a la parrilla.
- Magro de ternera fileteada a la plancha, boniatos cocidos con margarina, verduras al vapor, ensalada variada con aliño sin gluten.
- Carne de ternera picada con salsa de tacos y queso cheddar sin gluten troceado, acompañada de lechuga y tomate, alubias pintas, aguacate troceado, salsa y crema agria sin gluten, todo ello servido con tortillas o tacos de maíz, o con chips.
- Pan de carne casero, ajo y puré de patatas (puré casero con queso cheddar sin gluten y ajo en polvo al gusto), judías verdes al vapor.
- Enchilada casera, pan de maíz sin gluten, ensalada variada con aliño sin gluten.
- Ternera, pollo, langostinos o tofu natural sofrito con salsa de soja sin gluten, verduras al gusto, brotes germinados de soja o de alubias, servido sobre arroz integral.
- Lasaña hecha con pasta e ingredientes sin gluten, ensalada variada con aliño sin gluten.

111

- Hamburguesa casera a la plancha con cebolla pochada y queso sin gluten, en panecillo sin gluten, alubias, verdura fresca y salsa barbacoa sin gluten.
- Filetes de pollo frito, verdura al vapor, patatas y cebollas fritas con aceite de oliva.
- Pimientos rellenos hechos en casa, ensalada variada con aliño sin gluten.

¿Picamos algo? Ideas de aperitivos

- Chips de maíz sin gluten
- Queso sin gluten
- Uvas pasas o cualquier otra fruta deshidratada
- Palomitas de maíz
- Mazorca de maíz
- Huevos cocidos o revueltos
- Apio con crema de queso o mantequilla
- Crudités de verduras y salsa para ensalada sin gluten
- Fruta fresca
- Pan sin gluten con matenquilla
- Chocolate deshecho casero con plátano troceado
- Gelatina de fruta con fruta fresca o en conserva
- Galletas saladas sin gluten con queso sin gluten
- Galletas de arroz sin gluten
- Compota de manzana con canela
- Chips sin gluten
- Manzana con mantequilla
- Frutos secos y/o semillas
- Yogur sin gluten y fruta
- Batido de frutas

Las recetas favoritas de los expertos

A continuación, algunas sugerencias que algunas personas celiacas han querido compartir con nosotros. ¡Gracias a todos!

Recetas de Regina Celano, de Ronkonkoma, Nueva York

Patatas con chile

Cuece una patata en el microondas. Añade chile Hormel con alubias (o cualquier otro chile sin gluten) y queso cheddar troceado y vuelve a introducirla en el microondas hasta que el queso se funda.

Ensalada Tex Mex

Coloca en una fuente un poco de ensalada mixta de la que se adquiere en bolsas. Calienta en el horno microondas un poco de chile con queso troceado por encima, salsa y crema agria, todo ello sin gluten. Coloca sobre la mezcla unos chips de tortilla sin gluten.

Pizza

Saca del congelador una pizza de pan sin gluten (si se hace en casa, es práctico preparar más cantidad y congelarla). Agrega a la pizza salsa sin gluten, queso troceado y cualquier otro ingrediente para pizza que no contenga gluten. Hornea y ¡la cena está servida!

Ensalada de pollo
Elabora una ensalada de pollo con ingredientes sin gluten sobre una ensalada variada de las que vienen en bolsa. Sirve con palitos de queso parmesano sin gluten.

Macarrones picantes y queso
Cuece una bolsa de macarrones y queso, mezcla con una lata de chile sin gluten y calienta todo. Sirve con zanahorias y palitos de apio.

Tacos
Pueden hacerse tacos de carne de ternera o de pollo, siempre que nos aseguremos de que tanto el sazonador que usemos como el queso y la crema agria no tengan gluten. Sirve con lechuga, tomate, aceitunas negras y salsa sin gluten.

Hamburguesas
Prepara hamburguesas caseras con carne picada de ternera y sírvelas con pan sin gluten. Si se hace mucha cantidad, pueden congelarse y sacar una o dos del congelador cuando se necesiten.

Recetas de Lila Brendel, Bismarck, Dakota del Norte

Platos de pasta
Con pasta es fácil preparar una creativa comida sin gluten. Dora un poco de carne picada de ternera, añádele

cualquier tipo de pasta sin gluten y el condimento que más guste, tomate, queso sin gluten, verdura o cualquier otra cosa. ¡Sólo se necesitan 20 minutos para preparar un plato!

Fajitas
Tortillas de maíz rellenas de la carne que uno prefiera, queso, champiñones, pimientos, y salsa sin gluten.

Unas maravillosas patatas veraniegas
Utiliza patatas y las verduras que desees. Corta las patatas en dados, así como, por ejemplo, calabacines, judías verdes, cebollas, y prepara sal y mantequilla (o aceite de oliva) y pimienta. Vierte los ingredientes en una cazuela, añade 2 cucharadas de mantequilla, sal y pimienta, y ½ taza de agua. Cubre con papel de aluminio y hornea a 200 °C durante 30 minutos, o bien hasta que las verduras estén tiernas.

Receta de Marcy Thorner, New Market, Maryland

Mi plato de cereales favorito para el desayuno

A mis cereales favoritos para desayunar les llamo los «Trifecta». Pon en un cuenco ¼ de taza de cereales integrales, a saber: $^1/_3$ de amaranto, $^1/_3$ de quinoa y $^1/_3$ de teff. Añade 1 taza de agua muy caliente y una pizca de sal marina e introduce en el microondas a la máxima potencia durante

88 segundos, luego deja 15 minutos a potencia 2. (Aconsejo comprobar los tiempos de cocción y la potencia del horno microondas.) ¡Está riquísimo!

Capítulo 6

Deliciosas recetas sin gluten

Existen muchísimas recetas sin gluten que se pueden preparar y recursos estupendos para encontrarlas. Tenemos disponibles libros de cocina, páginas de internet, boletines informativos y tablones de anuncios (*véase* capítulo 9). Las recetas siguientes te ayudarán, lector, a iniciarte en la deliciosa cocina sin gluten.

Tortilla de jamón y queso con albahaca fresca

Receta de Kit Kellison, de Chesapeake, Virginia

Esta tortilla se acompaña de patatas y cebollas salteadas, rodajas de naranja y zumo de tomate.

¼ de taza de cebolla troceada
30 g de queso cheddar o de otro tipo
2 lonchas de jamón cocido sin gluten, enrolladas y cortadas en tiras finas.
3 huevos bien batidos
3 o 4 hojas de albahaca bien picada

1 cucharada de mantequilla o de aceite de oliva
Sal y pimienta al gusto

En una sartén (de Teflón o acero inoxidable), fríe las cebollas a fuego medio hasta que se doren y desprendan un suave aroma. Añade el jamón y dóralo ligeramente. Agrega la albahaca y los huevos y también el queso; la masa quedará como una *quiche*. Vierte la mezcla en la sartén y deja que cuaje el huevo un poco en el fondo. Da la vuelta para que se haga por el otro lado. Es importante usar suficiente cantidad de aceite y no dejar que la sartén se caliente demasiado, evitando así que se pegue la tortilla. Coloca la tortilla en un plato y pon encima un poco más de queso si se desea. Cubre con una tapa para que se funda el queso y se mezclen los sabores antes de servir.

Crêpes y salsa de arándanos

De la página de Allan Gardyne *Best Gluten-Free Recipes*
—Sirve con sirope y zumo de fruta

Crêpes:
1 taza de harina integral de arroz
1 taza de harina blanca de arroz
1,4 tazas de agua
2 huevos

Mezcla en un robot de cocina todos los ingredientes, excepto los huevos. Añade los huevos y bate. Engrasa con aceite una sartén o una crepera. Vierte un poco de la mezcla, cubre con una tapa y cocinar a fuego bajo unos 5 minutos. Da la vuelta con una espátula y cuece por el otro lado.

Salsa:
   30 g de mantequilla
   ¼ de taza de mermelada de arándanos
   $1/3$ de taza de caldo de pollo (se pueden usar pastillas de caldo sin gluten)
   2 cucharaditas de maranta
   $1/3$ de taza de vino tinto
   1 cucharada de azúcar moreno

Derrite la mantequilla y cuece el jamón en un cazo a fuego lento. Añade el caldo, el vino, el azúcar y la maranta; remueve hasta que la salsa espese. Vierte sobre las *crêpes*.

Cazuela de patatas con queso y jamón

De la página de Allan Gardyne *Best Gluten-Free Recipes*
   3 patatas medianas, peladas y cortadas en rodajas muy finas
   1 cebolla troceada
   3 huevos cocidos troceados
   $3/4$ de taza de queso sin gluten rallado
   ½ taza de leche
   2 cucharadas soperas de *chutney* (variedad de especias dulces y picantes originarias de la India) sin gluten
   ¼ de cucharadita de pimentón
   Pimienta negra molida
   Sal de hierbas

Engrasa una bandeja para el horno y vierter en ella la mitad de las patatas y de la cebolla. Esparce por encima el queso, el jamón, el *chutney* y los huevos. Vierte la mitad de la leche, y prepara una segunda capa con las patatas y las cebollas restantes. Incorpora el resto de la leche y espolvorea todo con pimentón. Hornea a 180 ºC durante unos 30 minutos. Las patatas deben quedar tiernas. Si se hace en un horno microondas, el tiempo de cocción será de 15 a 20 minutos.

Preparar con antelación un guiso para el *brunch* (Make-Ahead Brunch Casserole)

Receta extraída del libro Gluten-Free Cooking for Dummies, de Connie Sarros y Danna Horn

Evita la complicación de preparar toda la comida la misma mañana. Si se deja todo listo el día anterior, sólo hay que meterlo en el horno antes de que lleguen los amigos y después sentarse y escuchar elogios.

Esta receta está pensada para prepararla en un recipiente cuadrado de 22 cm, pero se pueden duplicar las cantidades de los ingredientes y utilizar un recipiente mayor de 22 x 33 cm.

Mantequilla para engrasar el recipiente que se introducirá en el horno
3 patatas grandes, hervidas con piel, peladas y cortadas en dados

5 huevos duros pelados y cortados también en dados
350 g de jamón cocido sin gluten, cortado en dados
¼ de pimiento verde troceado
½ cebolla troceada
2 cucharadas de perejil fresco bien picado
¼ cucharadita de pimienta
1 taza y media de queso rallado
2 cucharadas de mantequilla derretida
2 ½ cucharadas de maicena
1 envase pequeño de crema agria o yogur natural
Pimentón

Precalienta el horno a 200 ºC. Engrasa el recipiente con mantequilla y añade las patatas en dados, los huevos, el jamón y el pimiento verde. Espolvorea por encima con ayuda de una cuchara el perejil, la pimienta y una taza de queso, y mézclalo todo con cuidado de manera que quede bien repartido. En un cuenco pequeño, mezcla la mantequilla derretida, la maicena y la crema agria (la preparación quedará espesa) y después viértela sobre el recipiente con el resto de los alimentos. Con el dorso de la cuchara, reparte todo bien e iguala la mezcla. Vierte el queso sobrante y el pimentón. Hornea a 200 ºC durante 35 minutos. Deja reposar 5 minutos antes de servir. Para 6 raciones.

Deliciosos platos: recetas para comidas y cenas

Filete Stroganoff rápido

Receta de la página web de Allan Gardyne (*www.members.ozemail,com.aul-coeliac/det.html*)

Sirve sobre arroz integral con espinacas al vapor
225 g de carne picada de ternera
1 sobre de sopa de cebolla
3 tazas de fideos de arroz sin gluten
½ cucharadita de jengibre en polvo
3 ½ tazas de agua caliente
1 lata de champiñones laminados
1 taza de crema
Harina de maíz o maicena

Cocina la carne en el microondas, a máxima potencia, durante 5 minutos. Añade el sobre de sopa, los fideos, el jengibre y el agua caliente y cocina durante 12 minutos. Añade los champiñones, la crema y la maicena. Cuece en el microondas un minuto más.

Base y salsa de pizza Carol Fenster

Receta de la Dra. Carol Fenster, de Savory Palate, Inc. (www.savorypalate.com)

Sirve con ensalada y un aliño sin gluten.

Salsa para la pizza:
   1 lata de salsa de tomate
   ½ cucharadita de orégano seco
   ½ cucharadita de albahaca
   ½ cucharadita de romero
   ½ cucharadita de hinojo
   ¼ de cucharadita de ajo en polvo
   2 cucharaditas de azúcar
   ½ cucharadita de sal

Mezcla todos los ingredientes en una sartén pequeña y cuece a fuego medio. Después, a fuego lento, cuece 15 minutos más mientras preparas la masa de la pizza. La cantidad de salsa que se obtiene es una taza aproximadamente.

Masa para la pizza:
   1 cucharadita de levadura en polvo
   ⅔ de taza de harina de arroz o de garbanzo
   ½ taza y 2 cucharadas de harina de tapioca
   2 cucharaditas de goma de xantana
   ½ cucharadita de sal
   1 cucharadita de gelatina en polvo
   1 cucharadita de sazonador italiano de hierbas
   ⅔ de taza de leche caliente (43 °C) o de líquido
   ½ taza de azúcar o miel
   1 cucharadita de aceite de oliva
   1 cucharadita de vinagre de sidra
   Harina de arroz para espolvorear

Precalienta el horno a 200 °C. En un robot mezclador, bate la levadura, la goma xantana, las harinas, la sal, la gelatina en polvo y las hierbas italianas. Bate a baja velocidad. Añade la leche caliente, el azúcar, el aceite y el vinagre y bate a alta velocidad durante 2 minutos. Si la masa resulta demasiado dura, añade un poco de agua, de cucharada en cucharada, hasta que no se resista a las palas batidoras. La masa debe parecerse a la del pan (puede utilizarse también una máquina de hacer pan). Vierte la masa en una bandeja ligeramente engrasada. Espolvorea generosamente la masa con harina de arroz, presiónala sobre la bandeja y sigue espolvoreando para evitar que se peguen los dedos. Los laterales serán más gruesos para sujetar bien el relleno.

Pastel de espaguetis

Receta de Connie Sarros, autora de **Wheat-Free Gluten-free Cookbook for Kids and Busy Adults** *(McGraw-Hill, 2003)*

Sirve con ensalada variada y aliño sin gluten.
1 cucharada de aceite de oliva
4 tazas de espaguetis sin gluten cocidos (aproximadamente unos 225 g de pasta de espaguetis cruda)
2 tazas de queso rallado parmesano sin gluten
¼ de cucharadita de pimentón rojo
½ cucharadita de albahaca
¾ de cucharadita de orégano
¼ de cucharadita de ajo en polvo
1 cucharada de perejil
½ taza de queso mozzarella rallado

Precalienta el horno a 175 ºC. Cubre con aceite un recipiente de unos 20 cm ayudándote de un pincel. Pon los espaguetis en un cuenco grande. Con unas tijeras, córtalos en trozos más pequeños y vierte la salsa por encima. Espolvorea el queso, el pimentón, la albahaca, el ajo en polvo y el perejil sobre los espaguetis. Remueve bien todo con un tenedor. Pon los espaguetis en el recipiente engrasado y con el dorso de una cuchara presiona un poco el contenido. Cubre con queso mozzarella y hornea durante 30 minutos. Corta el pastel en porciones y sirve.

Pollo super fácil

Receta de Connie Sarros, autora de Wheat-Free Gluten Cookbook for kids and Busy Adults (Mc Graw-Hill, 2003)

1 cucharada de azúcar moreno
2 cucharadas de ketchup sin gluten
3/4 de taza de salsa sin gluten
4 pechugas de pollo sin piel

Precalienta el horno a 200 ºC. En un cuenco pequeño, mezcla el azúcar moreno, la salsa y el ketchup. Coloca los trozos de pollo en un recipiente para el horno previamente engrasado. Vierte la salsa sobre el pollo y déjalo marinar a temperatura ambiente durante unos 20 minutos. Hornea durante 40 minutos o hasta que el pollo esté bien hecho. Para 4 raciones.

Prácticamente una hamburguesa de queso

Receta de Connie Sarros, autora de Wheat-Free Gluten Cookbook for kids and Busy Adults (Mc Graw-Hill, 2003)

225 g de carne magra de ternera picada
1 cucharadita de cebolla seca troceada
450 g de queso sin gluten cortado en dados
¼ de taza de leche
2 cucharadas de ketchup sin gluten
2 cucharadas de mostaza sin gluten

Dora la carne junto con la cebolla en una sartén engrasada, y ve removiéndola a medida que se dora. Mezcla el queso, la leche, el ketchup y mostaza hasta que el queso se derrita. Usa como salsa con galletitas saladas, como «hamburguesa» con pan sin gluten, o como plato principal servido con pasta sin gluten.
Ingredientes para 4 raciones.

Lasaña mexicana

Receta de Clare Popowich, de Belchertown, Massachusetts

450 g de carne picada de ternera o de pavo
1 paquete de sazonador de tacos sin gluten
1 lata de alubias fritas sin gluten
1 lata de salsa de tomate
1 paquete de tortillas de maíz

1 paquete de queso cheddar o del tipo que se prefiera cortado en juliana

Prepara la carne con el sazonador de tacos siguiendo las instrucciones de paquete. Mezcla las alubias y la salsa de tomate, reservando ½ taza de salsa aproximadamente. Pon un poco de la mezcla de las alubias en la sartén para que no se peguen las tortillas. Prepara una capa de tortillas, otra de alubias y queso y acaba con las tortillas. Encima se extiende la salsa de tomate reservada y añade queso. Hornea a 250 ºC hasta que hierva a borbotones. Este plato se puede preparar con antelación y recalentar en el momento adecuado. (Si se prefiere con más queso o más salsa, sólo hay que aumentar las cantidades de estos ingredientes.) Sirve con sazonador de tacos.

Revuelto de carne

Receta de Clan Thompson (www.clanthompson.com)

1 taza de pan rallado sin gluten
1 cebolla troceada y ligeramente frita
1 huevo ligeramente batido
1 cucharada de salsa de soja sin gluten
³⁄4 de cucharadita de mostaza en polvo
¼ de cucharadita de ajo en polvo
¼ de cucharadita de pimienta negra
¼ de taza de leche
450 g de carne de ternera picada

Mezcla todos los ingredientes en un cuenco. Pásalos a un recipiente previamente engrasado y hornea a 250 °C durante una hora aproximadamente. Si se desea que sobre para hacer sándwiches, duplica las medidas de los ingredientes.

Mi empanada favorita

Receta de Clan Thompson (www.clanthompson.com)

$^2/_3$ de taza de almidón de maíz
$^2/_3$ de taza de harina de soja
$^2/_3$ de taza de harina de tapioca
1 cucharadita de levadura en polvo
1 cucharadita de goma de xantana
1 cucharadita de sal
1 cucharada de azúcar blanquilla
$^2/_3$ de taza de Crisco (marca comercial de grasa alimentaria elaborada a base de aceite mineral hidrogenado)
1 huevo
5 cucharadas de agua fría
Maicena o almidón de maíz

Pon en un cuenco la harina, la levadura en polvo, la goma de xantana, la sal y el azúcar. Corta la grasa Crisco en trozos pequeños del tamaño de semillas de limón. En un cuenco aparte, mezcla el huevo con las 5 cucharadas de agua fría, después añade 5 cucharadas de esta preparación a la harina y mezcla bien. Si es necesario, añade más líquido hasta que la masa adquiera la forma de una bola. Refrigera al menos durante 1 hora.

Corta la masa en dos mitades. Estira la primera mitad sobre una superficie enharinada y colócala después en un molde engrasado. Rellena la masa con la mezcla. Después, con la masa sobrante, la segunda mitad, corta tiras para hacer un enrejado encima. Hornea a 250 °C. Prepara masa suficiente para una o dos empanadas.

Pastel de pollo

Recetas de Clan Thompson (www.clanthompson.com)

Para la masa, usa los mismos ingredientes que en la receta anterior (Mi empanada favorita).

Relleno:
  6 cucharadas de mantequilla
  6 cucharadas de almidón de maíz
  3 tazas de leche
  1 cucharadita de sal
  ¼ de cucharadita de pimienta negra
  ¼ de cucharadita de ajo triturado
  ½ kg de verdura congelada
  4 o 6 muslos de pollo guisado o una cantidad similar de pechuga o contramuslo.

Derrite la mantequilla a baja temperatura en un recipiente hondo. Añade poco a poco el almidón de maíz y mezcla bien. Gradualmente, ve añadiendo la leche y sigue removiendo hasta que la mezcla espese. Lleva a ebullición y baja el fuego, removiendo de 2 a 3 minutos. Retira del fuego. Añade sal, pimienta negra y el ajo triturado. Agrega las verduras congeladas y el pollo. Coloca la masa en un molde de unos 18 o 20 cm. Rellénala con el pollo, las verduras y la salsa. Tapa con un enrejado hecho de tiras de masa y hornea a 250 °C durante 45 minutos o hasta que esté bien cocido.

Hamburguesa con queso gouda

Receta de www.glutenfreeda.com

Sirve con chips de tortilla y salsa sin gluten.

225 g de carne picada
1 escalonia picada
2 cucharaditas de salsa Worcestershire
Sal y pimienta negra recién molida
1 diente de ajo grande, pelado y picado
2 setas *shiitake* laminadas
1 cucharada de aceite de oliva
2 rodajas de tomates de medio centímetro
½ taza de lechugas variadas
¼ de taza de queso gouda troceado
Mayonesa a las finas hierbas (*véase* receta)

En un cuenco grande, mezcla la ternera picada, la escalonia, ½ ajo en láminas y salsa Worcestershire. Forma dos hamburguesas de 1,5 cm cada una, salpiméntalas y reserva. Calienta a temperatura media, en una sartén pequeña, media cucharada de aceite de oliva, añade el ajo restante y saltea durante unos 30 segundos. Agrega las setas y saltéalas durante 3 o 4 minutos, hasta que estén tiernas y ligeramente tostadas. Retira del fuego. Calienta el resto del aceite de oliva en una sartén más grande a temperatura media. Añade las hamburguesas y dóralas unos 4 minutos por cada lado hasta que estén hechas.

Para montar el plato, coloca las rodajas de tomate en el centro, pon encima una hamburguesa y coloca una cucharada de mayonesa a las finas hierbas. Añade la mitad del queso y la mitad de las setas salteadas. De guarnición, pon la variedad de lechugas. Haz lo mismo con la otra hamburguesa y sirve enseguida.

Mayonesa a las finas hierbas

½ taza de mayonesa sin gluten
2 cucharaditas de perejil muy picado
1 cucharada sopera de albahaca fresca muy picada
Mezcla bien todo y sirve en un cuenco.

Pollo crujiente a las hierbas con salsa poblana

Recetas de www.glutenfreeda.com

4 cuartos de pollo
2 cucharadas de cominos
½ cucharadita de chiles chipotle o de chile en polvo
2 cucharadas de ajo asado y troceado
2 cucharaditas de sal

2 cucharaditas de pimienta en grano
2 cucharadas de aceite de oliva

Precalienta el horno a 190 °C. En un cuenco pequeño, mezcla los cominos con el chile poblano, el ajo, la sal, la pimienta en grano y el aceite de oliva. Rocía bien con esta mezcla las porciones de pollo previamente lavadas y secas.

Coloca el pollo en una bandeja para el horno y ásalo durante 80 minutos. A los 45 minutos de cocción, saca el pollo del horno y rocíalo con el jugo de la bandeja. Repite esta operación cada 15 minutos durante el tiempo restante de cocción o hasta que esté hecho.

Salsa poblana:

2 cucharadas de aceite de oliva
1 chile poblano troceado
¾ de taza de cebolla troceada
4 dientes de ajo laminados
¾ de taza de cilantro picado
¼ de taza de nata líquida
½ taza de crema fresca o crema agria sin gluten
Sal y pimienta al gusto

En una sartén, calienta el aceite a temperatura media. Agrega el chile y la cebolla y saltea hasta que la cebolla esté transparente. Añade el ajo y saltéalo un minuto más; después agrega el resto de los ingredientes y déjalos a fuego medio 2 minutos hasta que la salsa esté bien mezclada y ligeramente espesa. Salpimienta. Bate la salsa con un robot de cocina hasta que esté bien ligada. Saca el pollo del horno y cúbrelo con la salsa; después hornéalo durante 10 minutos más. Sirve enseguida.

Para 4 raciones.

Tacos de langostino y pescado

Recetas de www.glutenfreeda.com

Esta receta requiere un tiempo de preparación, pero el esfuerzo vale la pena. Si se prefiere, en vez de asar el pescado y los langostinos pueden hacerse a la plancha.

Sirve acompañado de arroz mexicano y mayonesa sin gluten.

Tacos:

6 cucharadas soperas de chiles secos o bien 1 o 2 cucharaditas de pimentón picante
3 cucharadas de aceite para ensalada
½ cucharadita de pimienta
½ cucharadita de sal
½ cucharadita de ajo en polvo
½ cucharadita de cayena
½ cucharadita de comino molido
2 clavos de olor
1 hoja de laurel seco, cortada en trozos
330 g de pescado fresco sin piel, como dorada, etcétera
225 g de gambas medianas limpias y peladas
¼ de calabaza cortada en láminas finas
12 tortillas sin gluten

En un cuenco, mezcla el chile en polvo, el aceite, la pimienta, la sal, el ajo, la cayena, el comino y el laurel. Enjuaga el pescado y seca. Añade al cuenco y mezcla bien con la marinada que se ha preparado. Tapa y conserva en el frigorífico de 1 hora a 1 día, removiendo bien todo de vez en cuando.

Pico de gallo:

2 tazas de tomates troceados
½ taza de cebolla finamente cortada
2 cucharadas de chile jalapeño troceado
¼ de taza de cilantro fresco picado
2 cucharadas de zumo de lima
1 diente de ajo laminado
Sal al gusto
Mezcla todos los ingredientes en un cuenco y sazónalos.

Mayonesa con cilantro y chile jalapeño:

1 taza y $3/4$ de taza de mayonesa sin gluten (*véase* receta)
2 cucharadas soperas de agua
2 cucharadas soperas de vinagre de sidra
1 chile jalapeño
1 diente de ajo
½ taza de cilantro
¼ cucharadita de pimienta
Sal al gusto

Mezcla todos los ingredientes e introdúcelos en un robot de cocina, bate bien hasta conseguir una textura suave y rectifica de sal.

Calienta las tortillas en una sartén, de una en una, a temperatura media. Consérvalas calientes cubriéndolas con papel aluminio. Saca el pescado de la marinada y coloca los trozos en una capa dentro de un recipiente de 22 x 32 cm. Desecha la marinada. Asa el pescado a unos 10 cm del fuego hasta que quede opaco pero que conserve la humedad en la parte más gruesa (unos cinco minutos para las piezas de 1 o 2 cm de grosor). Retira el pescado con una espátula, colócalo sobre papel de cocina para eliminar el exceso de aceite, y emplata. Corta el pescado a lo largo en rodajas de 1 o 2 cm y las gambas en trozos del mismo tamaño. Sazona al gusto.

Para montar los tacos:
Extiende una capa de mayonesa de cilantro y jalapeño sobre una tortilla previamente calentada y coloca encima el pescado y las gambas, la calabaza y el pico de gallo.

Mayonesa sin gluten

Receta de www.glutenfreeda.com

Para conseguir mejores resultados, usa un robot de cocina que permita ir añadiendo un hilillo de aceite, poco a poco.

1 huevo entero
1 cucharada de zumo de limón

½ cucharadita de sal
Pimienta blanca molida
Una pizca de cayena
1 taza de aceite vegetal

Introduce todos los ingredientes, a excepción del aceite, en el robot de cocina o en el vaso mezclador de una batidora. Bate un poco. Con el motor en marcha, ve añadiendo muy poco a poco un hilillo de aceite hasta que la mayonesa cuaje. Rectifica de sal.
Para 4 raciones.

Risotto de tomate y panceta

Receta de Stacy LaRoche de Nueva York

225 g de panceta en lonchas
1 cebolla troceada
Un puñado de tomates cereza cortados por la mitad
420 ml de caldo de pollo sin gluten
½ taza de leche o un sustitutivo de ésta
1 cucharadita de perejil seco
2 tazas de arroz instantáneo
½ taza de queso rallado

Cuece en una sartén la panceta en lonchas y la cebolla troceada. Retira y en una cazuela mezcla con los tomates cereza, el caldo de pollo, la leche, el perejil y el arroz instantáneo. Lleva a ebullición a fuego medio, baja el fuego y sigue cocinando a fuego lento. Añade queso rallado al gusto. Deja reposar 5 minutos. Sirve con queso rallado por encima.

Esta receta es muy rápida si se tiene olla a presión y se usa arroz común, que es lo que prefiero. Si no se tiene este tipo de ollas, utiliza el arroz instantáneo y sigue las instrucciones de la receta. Con la olla a presión el tiempo empleado es el mismo que con el arroz instantáneo, pero el sabor cambia mucho.

Pollo frito con brócoli

Receta de Jesica Duvail, de Williamsburg, Kansas

450 g de pechuga de pollo deshuesada y sin piel
Unas cuantas cucharadas de aceite
1/3 de taza de salsa de soja sin gluten
Unos cuantos dientes de ajo laminados
1 ½ taza de agua
2 tazas de brócoli
2 tazas de arroz integral instantáneo

Corta el pollo en trozos o en tiras y fríelo en aceite hasta que esté cocido. Añade la salsa de soja, el ajo y el agua y lleva a ebullición; después, agrega el brócoli y el arroz integral instantáneo. Tapa y cuece a fuego lento durante unos cinco minutos, hasta que se haga el arroz.

Pollo crujiente

Receta de Kit Kellison, de Chesapeake, Virginia

2 cucharadas soperas de leche
1 huevo batido
6 trozos de pollo
1 taza de cereales crujientes
2 cucharadas de mantequilla
Sal
Pimienta negra

Prepara un recipiente plano, engrásalo y precalienta el horno a unos 200°C.

Mezcla la leche y el huevo batido y sumerge en la preparación los trozos de pollo salpimentado, y pásalos después por los cereales. Vuelve a salpimentar el pollo y colócalo en el recipiente engrasado. Ásalo durante una hora o hasta que el pollo esté bien cocido, es decir, ¡jugoso, tierno, crujiente y delicioso!

Crema de verdura y patata

Receta de Lila Brendel, de Bismark, Dakota del Norte

5 o 6 patatas
1 bolsa de verduras congeladas: zanahorias brócoli y coliflor
½ taza de agua
½ litro de nata líquida

Sal
Pimienta negra

Corta las patatas y ponlas en una cazuela grande. Añade sal, pimienta y agua, y cuécelas hasta que estén casi tiernas, removiéndolas con frecuencia. Agrega las verduras y la nata líquida hasta que empiece a hervir a borbotones y las verduras estén bien calientes.

Sloppy Joes

Receta de Joyce Etheridge, de Avon, Indiana

450 g de carne de ternera picada
3 o 4 cucharadas de azúcar moreno
½ cebolla troceada
1 taza de ketchup de cultivo biológico

En una sartén, cuece la carne picada, la cebolla, el azúcar y el ketchup. Rellena con esta mezcla unos panecillos sin gluten. Sirve con ensalada y verduras o patatas.

Pizza rápida y deliciosa

Receta de Ashley Cooper, Urbandale, Iowa

1 base de pizza sin gluten
1 cucharada sopera de aceite de oliva
2 dientes de ajo laminados

1 taza de queso mozzarella bajo en grasa rallado
2 tomates en rodajas
Champiñones laminados

Reparte sobre la masa de la pizza el aceite de oliva y el ajo. Añade los champiñones y los tomates. Cubre todo con la mozzarella y hornea a 200 ºC durante 15 minutos.

Socca

Receta de Rolf Meyersohn, de Nueva York

²⁄₃ de taza de harina de garbanzos
4 cucharadas soperas de aceite de oliva
¼ de cucharadita de sal
1 taza de agua
Pimienta molida al gusto

Mezcla la harina de garbanzos, 3 cucharadas soperas de aceite, la sal, el agua y la pimienta y deja en reposo durante 1 hora o algo más a temperatura ambiente o en el frigorífico. Precalienta el horno a 200 ºC. Engrasa un recipiente redondo y profundo, apto para el horno y vierte en él la pasta. Coloca bajo el grill del horno, tan cerca del fuego como sea posible. Al cabo de 5 minutos, vierte por encima el aceite de oliva restante y cuece de 5 a 10 minutos, hasta que esté crujiente y dorado, con la consistencia de una *crêpe* gruesa. Vierte en un plato y sirve cortada en porciones triangulares.

Recetas para la olla de cocción lenta

Costillas de cerdo en Crock-Pot

Receta de Conni Sarros, autora de Wheat-Free Gluten-Free Cookbook for Kids and Busy Adults *(McGraw-Hill, 2003)*

Sirve con patatas asadas y coliflor al vapor.

450 g de costilla de cerdo
½ cucharadita de ajo en polvo
3 cucharadas soperas de salsa de soja sin gluten
½ taza de aderezo italiano sin gluten
1 botella pequeña de salsa de barbacoa sin gluten

Lava las costillas. Sécalas con papel de cocina. Espolvorea bien con el ajo en polvo. Introduce las costillas en una bolsa de plástico de autocierre y vierte la salsa de soja y el aderezo italiano. Cierra bien la bolsa y sacúdela para que las costillas se empapen con el aderezo. Introduce en el refrigerador durante varias horas.

Saca las costillas de la marinada y ponlas en una olla de cocción lenta. Vierte encima la salsa barcacoa de manera que quede bien repartida. Cubre la olla y cocina a fuego lento durante ocho horas.

Para 6 raciones.

Pollo al azúcar moreno

Receta de Stephanie O'Dea, www.crockpot365.blogspot. com

12 muslos de pollo deshuesados y sin piel o 6 pechugas de pollo también deshuesadas y sin piel
1 taza de azúcar moreno
¼ de taza de refresco de lima-limón
²/₃ de taza de vinagre de vino blanco
3 dientes de ajo triturados
2 cucharadas de salsa de soja sin gluten
1 cucharadita de pimienta negra molida
Para esta receta, utiliza una olla de cocción lenta

Coloca el pollo en la olla. Cúbrelo con azúcar moreno, pimienta, ajo y salsa de soja. Añade el vinagre y el refresco de lima. Lleva a ebullición. Tapa y guisa de 6 a 9 horas, a baja temperatura, o de 4 a 5 horas a alta temperatura. El pollo estará listo cuando esté bien cocido y haya alcanzado la consistencia deseada. Cuanto mayor sea el tiempo de cocción, más tierno quedará.

Sirve con un cuenco de arroz blanco o arroz integral y un poco de la salsa del pollo.

Crema de alubias y chile de manzana

Receta de Stephanie O'Dea, www.crockpot365.blockspot. com

2 latas de alubias blancas, enjuagadas y escurridas
1 cebolla troceada
2 manzanas cortadas en trozos
3 dientes de ajo picados
3 cucharadas de mantequilla
2 cucharaditas de chile en polvo
½ cucharadita de tomillo molido
1 cucharadita de comino
¼ de cucharadita de sal
¼ de cucharadita de pimienta
3 tazas de caldo de pollo
½ taza de yogur natural desnatado
½ taza de queso cheddar rallado (opcional)

Este plato puede cocinarse en cualquier olla de cocción lenta de 4 litros. Pon en la olla las alubias enjuagadas y escurridas, la cebolla y la manzana. Añade las especias y también el caldo y el yogur. Tapa y cocina a fuego lento durante 8 horas, o de 4 a 5 horas si es a fuego alto. Cuando la cebolla esté tierna y los sabores se han fusionado bien, el plato estará listo. Antes de servir, agrega el queso.

Platos ligeros: sopas y ensaladas

Ensalada de pasta Tex-Mex

De la despensa sin gluten (The Gluten-free Pantry, www. gluenfree.com)

1 paquete de 250 g de *fusilli* u otra pasta
1 lata de 400 g de alubias pintas, lavadas y escurridas
1 taza de maíz congelado
1 pimiento rojo, sin semillas y troceado
3 cebolletas troceadas
250 g de pollo asado troceado (opcional)
1 taza de salsa picante sin gluten, de intensidad media
½ taza de yogur natural o de crema agria desnatada sin gluten
3 cucharadas soperas de mayonesa sin gluten
2 cucharaditas de comino molido
Sal y pimienta al gusto

Cuece la pasta, escúrrela y lávala en agua fría. Mezcla la pasta con las alubias, el maíz, las cebolletas y el pollo. En un cuenco aparte prepara la salsa picante junto con el yogur o la crema, la mayonesa, el comino, sal y pimienta. Viértela sobre la pasta y mezcla bien todo. Refrigera antes de servir.

Para 8 raciones.

Sopa de lentejas

Receta de Clan Thompson, www.clanthompson.com

1 ½ cucharadas de aceite
1 cebolla grande
1 diente de ajo
⅓ de taza de arroz integral
2 tazas de lentejas, lavadas
2 litros de agua fría
1 hueso de jamón con carne
2 patatas peladas y cortadas en trozos
2 zanahorias picadas
1 rama de apio picada
¼ de taza de hojas de apio picadas
1 taza de zumo de tomate
1 cucharadita de albahaca seca
2 cucharadas de perejil fresco picado o una de seco
½ taza de vino blanco seco
Sal y pimienta al gusto

En el aceite, dora la cebolla, el ajo y el arroz integral y cuece durante 5 minutos a fuego lento. Añade las lentejas, los 2 litros de agua fría y el hueso de jamón. Lleva a ebullición y cuece durante 1 hora. Agrega las patatas, las zanahorias, el apio –rama y hojas–, el zumo de tomate, la albahaca, el perejil, la sal y la pimienta. Cuece de 30 a 60 minutos más, hasta que las verduras estén tiernas. Si es necesario, incorpora agua al guiso. Retira el hueso de jamón y deja la carne. Añade ½ taza de vino blanco, remueve y sirve.

Para 10 o 12 raciones.

Crema de coliflor y patata

Receta de La despensa sin gluten (The Gluten-free Pantry, www.gluenfree.com)

Sirve con ensalada variada.

1 ½ taza de patatas peladas y cortadas en dados
2 ramas pequeñas de apio picadas
1 cebolla pequeña picada
1 ½ taza de agua
1 ½ taza de ramitos de coliflor cocinada al vapor durante 5 minutos
1 cucharadita de sal

Cuece todos los ingredientes menos la coliflor hasta que estén tiernos y tritura dejando el líquido. Añade la coliflor.

Salsa blanca

2 cucharadas de mantequilla
1 ½ tazas de leche o de un sustitutivo
2 cucharadas soperas de maicena

Lleva a ebullición todos los ingredientes removiendo continuamente hasta que la salsa espese. Incorpora a la crema, adorna con perejil y sirve.

Para 4 raciones.

Alegría en los platos: salsas

Salsa de la tía Catey

Receta de Tom Coda, de Salt Lake City, Utah

Esta receta lleva el nombre de mi maravillosa tía Catey, que siempre la preparaba en su granja de Illinois. Mi padre solía decir: «Con esta salsa se podrían comer hasta los cordones de los zapatos».

3 cucharadas soperas de mantequilla
1 cucharada de aceite de cacahuete (se puede sustituir por más mantequilla)
¾ de taza de cebolla finamente picada
de 3 a 5 dientes de ajos picados
3 tazas de leche
1 taza de queso cortado en dados
1 pizca de sal y pimienta
1 cucharadita de albahaca
¼ taza de vino blanco (opcional)
de 2 a 3 cucharadas de maicena disuelta en una cantidad similar de agua fría

Saltea el ajo y las cebollas con mantequilla y aceite. Añade la leche, el vino y los condimentos y calienta a fuego lento durante 5 o 10 minutos. Agrega poco a poco el queso sin dejar de remover y cuando empiece a hervir incorpora la maicena para que espese.

Sirve con verdura o pasta sin gluten.

El alma de la fiesta: aperitivos y demás

Panecillos de queso con salchichas

Receta de Regina Celano, Ronkonkoma, Nueva York

1 taza de queso rallado sin gluten
2 huevos
2 cucharadas de aceite
1/3 de taza de agua
20 salchichas de cóctel o minisalchichas de Frankfurt sin gluten

Con una máquina de hacer pan, o con una cuchara, mezcla el queso, los huevos, el aceite y el agua. Amasa a mano durante 5 minutos, o con la máquina a velocidad lenta. Añade un poco de agua si la masa queda demasiado seca, y un poco de almidón si queda pegajosa. Haz 20 bolas y aplánalas de una en una. Coloca una salchicha dentro de cada pedazo de masa y enróllala en ella. Dispón los panecillos encima de papel sulfurizado y hornea a 200 °C hasta que se tuesten un poco.

Salsa blanca de queso para aperitivos

Receta de Kit Kellison, de Chesapeake, Virgina

2 cucharadas de mantequilla
1 cucharada de harina de patata
1 taza de leche

120 g de queso Kraft rallado (observar la etiqueta)
1 cucharada de salsa sin gluten

Derrite la mantequilla a fuego medio, añade la harina de patata y lleva a ebullición. Ve añadiendo poco a poco la leche hasta que la salsa adquiera la textura de un pudín. Espesa un poco más y ve dándole vueltas durante un par de minutos, permitiendo que la harina se cueza, pero sin dejar que quede demasiado espesa. Si es necesario, agrega más leche y controla el fuego.

Obtendrás una salsa blanca apta para hacer la salsa de leche, crema o sopa que desees. Cuando la salsa tenga la consistencia de una crema de leche, incorpora unos 30 g de queso de una sola vez y remueve hasta que esté bien mezclado. En este momento se puede probar la mezcla para comprobar que tenga suficiente queso. Si lo prefieres puedes añadir lentamente más queso. Cuando la consistencia sea suave y cremosa, agrega la salsa sin gluten; adquirirá color y sabor.

Sirve con chips de tortilla.

Taco en capas

Receta de Regina Celano, Ronkonkoma, Nueva York

1 paquete de 150 g de queso cremoso sin gluten
1 paquete de 150 g de queso cheddar rallado
1 lata de alubias con chile
1 paquete de 100 g de chips de tortilla sin gluten

En un recipiente de 15 x 15 cm apto para microondas extiende la crema de queso ablandada, pon por encima el contenido de la lata de alubias y sobre éstas el queso rallado. Introduce en el microondas hasta que el queso burbujee. Ya está el plato listo para mojar los chips en él.

Alitas de pollo

Receta de Lila Brendel, de Bismark, Dakota del Norte

1,5 kg de alitas de pollo o trozos de pollo
1 taza de salsa de soja sin gluten
1 taza de agua
¼ de taza de aceite
½ taza de zumo de piña
1 cucharadita de jengibre en polvo
1 cucharadita de ajo
1 taza de azúcar

Mezcla los ingredientes y marina con ellos el pollo durante toda una noche. Hornea a 175 °C durante 90 minutos.

Rollitos de primavera

Recetas para dietas especiales –Recipes for Special Diets–
de Connie Sarros. www.gfbooks.homestead.com

Los ingredientes no incluyen productos lácteos, frutos secos y huevos, no contienen gluten, son bajos en sodio y aptos para diabéticos.

Para las dietas sin maíz, utiliza harina de maranto o de patata en lugar de maicena.
Para las dietas sin soja, no incluyas salsa de soja
Para las dietas vegetarianas y veganas, añade ¼ de taza de pimientos verdes picados y ¼ de taza de brotes de bambú, en vez de gambas o langostinos.

1 cucharada sopera de maicena
2 cucharadas soperas de jerez seco
2 cucharadas soperas de salsa de soja sin gluten
¼ de cucharadita de azúcar
¼ de cucharadita de jengibre en polvo
2 cucharadas de aceite de sésamo
2 tazas de col china finamente cortada
⅓ de taza de cebolletas picadas
½ taza de champiñones fileteados
3 envases (de 120 g cada uno) de gambas o langostinos escurridos
½ taza de alubias germinadas
36 láminas de arroz para hacer los rollitos

Mezcla los primeros cinco ingredientes en una taza y reserva. Calienta 1 cucharada de aceite de sésamo en una sartén grande, añade la calabaza, las cebollas y los champiñones y fríe durante unos 2 minutos. Agrega las gambas y los brotes de alubias. Vierte por encima la salsa de soja y remueve continuamente hasta que espese todo. Separa la sartén del fuego. Sumerge en agua las láminas de arroz durante 3 minutos, hasta que se ablanden. Coloca una lámina en una superficie plana y rellena con una cucharada sopera. Enrolla la lámina doblando los extremos y formando un cilindro. Coloca el rollito en una bandeja de horno engrasada o cubierta con papel sulfurizado, después coloca el resto de rollitos. Píntalos todos con aceite de sésamo y hornea a 175 °C durante 15 minutos hasta que estén bien crujientes.

Sírvelos calientes (cuando los rollitos se enfrían suelen quedar gomosos). Se obtienen 36 rollos de primavera.

Lo que a todo el mundo gusta: palitos de pan o grisines y postres

Palillos de pan

1 bolsa de preparado para *bagels* sin gluten (de la Despensa sin gluten. *www.glutenfree.com*)
1 cucharadita de sal
3 cucharadas soperas de queso parmesano rallado
1 cucharada sopera de levadura sin gluten
1 o 2 cucharaditas de albahaca
1 o 2 cucharaditas de albahaca seca
1 huevo entero y una clara ligeramente batidos

2 cucharadas de aceite de oliva
1 taza de agua caliente
2 cucharadas de miel
1 cucharadita de vinagre de sidra
1 yema de huevo junto a 1 cucharada de agua caliente
para pincelar los palitos de pan

Precalienta el horno a 220 ºC.

Mezcla en un cuenco el preparado para *bagels* con el resto de los ingredientes secos. En un cuenco aparte mezcla todos los ingredientes húmedos. Vierte los líquidos sobre los ingredientes secos y bate con un robot de cocina durante dos o tres minutos o hasta que la mezcla esté fluida. Realiza cilindros de unos 20 o 25 cm, colócalos entre capas de plástico, y deja reposar unos 30 o 40 minutos hasta que suba la masa.

Pinta con la mezcla de huevo batido y esparce sal gruesa. Hornea durante 16 o 18 minutos y sirve cuando se hayan enfriado un poco.

Magdalenas Glory Morning

Receta de Annie Hanaway, de Portland Oregon

½ taza de uvas pasas
½ taza de harina de patata
¼ de taza de harina de soja
$1/8$ de taza de harina de garfava (garbanzos y alubias)
½ taza de azúcar moreno
2 cucharaditas de canela

1 zanahoria rallada
1 manzana ácida grande rallada
½ taza de nueces troceadas
3 huevos
2 cucharaditas de extracto de vainilla
½ taza de harina de arroz integral
¼ de taza de harina de tapioca
¼ de taza de harina de sorgo
1/8 de taza de salvado de arroz
2 cucharaditas de levadura en polvo
½ cucharadita de sal
1 taza de calabacín rallado
½ taza de coco rallado sin azúcar
½ cucharadita de jengibre rallado
2/3 de taza de aceite: de coco, de nueces o de almendras

Precalienta el horno a 220°C y usa moldes de papel para las magdalenas.

Cubre las pasas con agua caliente y déjalas en remojo mientras preparas el resto de los ingredientes. Mezcla las harinas, el azúcar, la levadura, la canela y la sal; bate bien. En un cuenco mediano, pon la zanahoria, la manzana, el calabacín, el coco, las nueces y el jengibre y mezcla bien. En un recipiente pequeño bate los huevos, los aceites y la vainilla. Mezcla los ingredientes secos, practica un hueco en ellos y vierte los huevos batidos. Una vez hayas escurrido las pasas, remueve bien la masa hasta que esté bien mezclada. Vierte la pasta de las magdalenas en los moldes y hornéalas aproximadamente unos 20 minutos. Se obtienen unas 16 magdalenas.

Magdalenas / bollos / pan de calabaza

Receta de Connie Rieper, de Fayetteville, Arkansas

1 taza de azúcar moreno
⅓ de taza de mantequilla o de aceite
½ cucharadita de extracto de vainilla sin gluten
2 huevos
1 lata de puré de calabaza
¼ de taza de leche (si se sufre alguna intolerancia alimentaria, sustituye la leche por leche de soja o zumo)
1 taza de mezcla de harinas (harina de arroz blanco, almidón de patata, tapioca, goma de xantana).
½ cucharadita de sal
½ cucharadita de jengibre
½ cucharadita de nuez moscada
½ cucharadita de clavo molido
2 cucharaditas de canela
1 ½ cucharaditas de levadura

Precalienta el horno entre 125 y 135 °C.

Engrasa los moldes. En un cuenco grande, mezcla la mantequilla y el azúcar, añade la vainilla, los huevos, la calabaza y la leche, en este orden, y bátelo todo bien.

Mezcla bien los ingredientes secos y agrégalos al cuenco grande. A continuación, incorpora bien todos todos los ingredientes, tanto los secos como los húmedos, añade las nueces y las pasas y vierte la masa en los moldes para magdalenas, bollos o pan. Hay que hornear los bollos y las magdalenas pequeños durante 20 minutos; si se hacen más grandes, durante 30 minutos, y el pan debe hornearse unos 40 minutos.

Estarán cocidos cuando al introducir un palillo o una broqueta en el centro de la masa, éste sale limpio. El tiempo de cocción puede variar según el tipo de horno. Una vez frías, adornar las magdalenas con productos sin gluten.

Poori (pan frito típico de India)

Receta de Connie Rieper, Fayetteville, Arkansas

1 taza de harinas variadas sin gluten (o harina de arroz blanco)
½ cucharadita de sal
2 cucharadas de aceite vegetal (para la masa)
de 7 a 10 cucharadas de leche o agua
3 o 4 tazas de aceite vegetal (para freír)

Pon la harina en un cuenco y añade la sal. Vierte por encima el aceite y mezcla bien con los dedos. Poco a poco (cucharada a cucharada), añade la leche o el agua hasta formar una bola de masa mediana y de textura suave. Amasa durante unos 10 minutos hasta conseguir una consistencia como de plastilina, no demasiado seca pero tampoco viscosa. Forma una bola grande, cubre con aceite y deja que repose. Divide la masa en 12 bolas y aplana cada una en un disco de 5 o 6 cm de diámetro.

Utiliza una sartén honda o un wok para calentar el aceite a fuego de medio a alto. Cuando el aceite esté bien caliente, pon cuidadosamente un *poori* sin dejar que se doble; debe chisporrotear, y si no lo hace, es que el aceite tiene que estar más caliente. Con una cuchara, vierte por encima del pan un poco de aceite, que en cuestión de segundos aumentará de volumen. Dale la vuelta y fríe por el otro lado unos cuantos segundos más. Sácalos con una espátula y colócalos sobre papel absorbente.

Pastel de merengue de lima

Receta de Clan Thompson (www.clanthompson.com)

1 ½ taza de azúcar
5 cucharadas de maicena
1/8 de cucharadita de sal
1 ½ taza de agua caliente
2 yemas de huevo ligeramente batidas
La ralladura de ½ lima
2 cucharadas de mantequilla
1/3 de taza de zumo de lima
1 base de masa para el pastel de 20 o 25 cm (precocinada y libre de gluten)
2 claras de huevo
1 cucharadita de zumo de lima
6 cucharadas de azúcar

En un cazo, mezcla el azúcar, la maicena y la sal. Añade poco a poco agua caliente y lleva a ebullición sin dejar de remover. Baja el fuego a medio. Deja que hierva 6 minutos más y después retira del fuego. Mezcla un poco de esta preparación caliente con las yemas y después agrégala al resto. Hierve a fuego fuerte sin dejar de remover, baja el fuego y cuece 4 minutos más. Retira del fuego e incorpora la ralladura de la lima y la mantequilla. A continuación, agrega también $1/3$ de taza del zumo de lima. Tapa bien con film transparente y deja que se enfríe durante 10 minutos. Rellena con la mezcla la base de masa que se desee (sin gluten) y deja que se enfríe a temperatura ambiente.

Para el merengue:

Bate las claras con 1 cucharadita de zumo de lima a punto de nieve. Ve añadiendo poco a poco 6 cucharadas de azúcar. Extiende el merengue sobre la base del pastel asegurándote de rellenar bien los bordes. Hornea a fuego moderado (175 ºC) entre 12 y 15 minutos, o hasta que el merengue se dore. Deja que se enfríe antes de servir.

Bizcochos de crema

Receta de Jan Hammer, Fargo, Dakota del Norte

Mezcla de ingredientes húmedos:
   ½ taza de aceite
   ½ taza de crema de leche
   ½ taza de margarina
   1 cucharadita de levadura en polvo
   1 taza de agua fría
   2 huevos
   2 tazas de azúcar
   2 ¼ tazas de mezcla de harinas (*véase* más adelante)
   4 cucharadas de cacao

Lleva a ebullición el agua, la margarina y el aceite. Añade la levadura a la crema de leche, y, a continuación, los ingredientes secos. Bate hasta conseguir una consistencia cremosa. Agrega la crema de leche con la levadura y los huevos. Bate bien. Hornea en un molde de 40 x 25 cm durante 18 minutos a 200 ºC.

Mezcla de harinas:
   2 tazas de harina de arroz integral
   2 tazas de harina de arroz blanco
   1 ½ taza de harina de arroz dulce o glutinoso
   ⅔ de taza de maicena
   1 ⅓ taza de harina de tapioca
   ½ taza de salvado de arroz
   2 cucharaditas de goma de xantana

Tamiza todos estos ingredientes tres o cuatro veces y reserva en un bote. Cuando la receta requiera 1 taza de harina, utiliza 1 taza de esta mezcla de harinas. Es muy adecuada para hacer galletas, pasteles, etcétera.

Brazo de Mercedes o brazo de gitano con mermelada

Receta de Jean Wright, Allegany, New York

   1 taza de mezcla de harinas sin gluten
   1 cucharadita de levadura en polvo
   ¼ de cucharadita de sal
   3 huevos grandes

1 taza de azúcar
1 cucharadita de vainilla
½ taza de azúcar de lustre

Precalienta el horno a 190 °C. Engrasa un molde de 25 x 40 cm y coloca en el fondo un trozo de papel de aluminio o de papel sulfurizado. Mezcla el azúcar, la levadura y la sal, y reserva. Bate los huevos en un cuenco pequeño hasta que espesen y adquieran un color amarillo claro (cuesta un poco). Vierte los huevos en un cuenco mayor y ve incorporando poco a poco el azúcar; después, añade el agua y la vainilla y bate a velocidad baja. Mezcla con los ingredientes secos y bate también a velocidad baja hasta que quede una masa ligera. Vierte en el molde y hornea durante 12 o 15 minutos. Separa un poco los laterales de la masa del molde y coloca sobre un paño o papel espolvoreado con azúcar de lustre.

Recorta los bordes de la masa horneada. Mientras esté caliente enrolla la masa y el papel o paño empezando por un extremo. Deja enfriar sobre una rejilla. Desenrolla y saca el paño. Extiende sobre la masa mermelada, jalea o el relleno elegido y vuelve a enrollar. Espolvorea con azúcar de lustre. Corta en trozos de 2,5 o 3 cm o en cuatro trozos a lo ancho y cubre con crema de limón o de naranja, de fresas o con crema pastelera.

Si deseas un brazo de chocolate, sólo hay que añadir cacao a la mezcla de los ingredientes secos.

Mezcla de harinas sin gluten

2 tazas de harina sin gluten de garbanzo y alubias
3 tazas de harina de tapioca
2 cucharaditas colmadas de goma de xantana
1 taza de harina de sorgo sin gluten
3 tazas de maicena o almidón de maíz

Esta mezcla es suficiente para 9 tazas.
Conserva en el frigorífico.

Pastel de plátano

Receta de Jean Wright, Allegany, Nueva York

3 plátanos maduros chafados
2 cucharadas de mantequilla
1 taza de azúcar
1 huevo
2 cucharadas de crema de leche o crema agria
1 cucharadita de bicarbonato
½ cucharadita de levadura en polvo sin gluten
½ cucharadita de sal marina
2 tazas de harina (utiliza la mezcla de harinas sin gluten
con 2 cucharaditas de goma de xantana)
½ taza de nueces bien picadas
½ taza de uvas pasas (opcional)

Precalienta el horno a 175 °C. Engrasa y enharina un
molde rectangular. Mezcla bien los ingredientes y vierte en

el molde. Hornea durante 1 hora. Si deseas hacer 12 magdalenas, hornea durante 25 minutos.

Para la leche agria, vierte 2 cucharadas de leche en un plato y añade unas cuantas gotas de vinagres de sidra. Deja reposar 5 minutos, hasta que cuaje.

Galletas de naranja sin gluten

Receta de Barbara Emch, de Hubbard, Ohio

Ralla y exprime 5 naranjas, mezcla la ralladura y el jugo y reserva.

3 tazas de mezcla de harinas sin gluten
1 cucharadita de goma de xantana
1 cucharadita de bicarbonato
1 ¼ tazas de azúcar
1 taza de margarina o de mantequilla
3 huevos
¼ de taza de compota de manzana

Precalienta el horno a 190 °C. En un cuenco, mezcla los ingredientes secos y en otro el azúcar, la mantequilla, los huevos y la compota de manzana. Añade 1 taza del zumo y la ralladura y mezcla, y, a continuación, bate con los ingredientes secos hasta que esté todo bien ligado. En una bandeja engrasada, pon cucharaditas de la masa y hornea de 10 a 15 minutos. Cubre con glaseado de naranja sin gluten.

Bolas de Navidad con mantequilla

Receta de Teresa A. Van Nuland, de Kenosha, Wisconsin

2 tazas de cereales triturados sin gluten
2 trozos de mantequilla (113 g cada uno)
½ taza de coco rallado
3 tazas de azúcar de lustre
1 cucharadita de vainilla
5 cucharadas de grageas recubiertas de caramelo
5 cucharadas de pepitas de chocolate
⅙ de parafina para glaseados

Derrite la mantequilla. A continuación, añade el azúcar de lustre gradualmente mientras bates a velocidad baja. Agrega el coco, los cereales troceados y la vainilla. Mezcla bien y forma bolas de 2,5 o 4 cm. Resérvalas.

Derrite el caramelo, el chocolate y la parafina (si la mezcla se enfría, hay que volver a calentarla) en el microondas. Sumerge las bolas en esta mezcla, sácalas y deja que se enfríen sobre papel sulfurizado.

La receta es suficiente para unas 40 bolas.

En esta receta deben utilizarse ingredientes in gluten.

Galletas finas de menta

Receta de Teresa A. Van Nuland, de Kenosha, Wisconsin

40 *crakers* (galletas sin sal ni azúcar) redondas y naturales, sin sabor

½ taza de pepitas de chocolate
10 gotas de extracto de menta
1/6 varitas de parafina (para repostería)

Derrite los chips de chocolate y la parafina en el horno microondas y remueve de vez en cuando hasta que se mezclen bien. Añade las gotas del extracto de menta y remueve nuevamente. Sumerge las *crakers* en el chocolate derretido con la ayuda de unas tenacillas o bien con los dedos. Si la preparación de chocolate y parafina se endurece, vuélvela a calentar. Coloca las galletas bañadas en el chocolate en un papel sulfurizado para que se enfríen. Conserva en el frigorífico para evitar que se derritan o bien a temperatura ambiente, pero lejos de cualquier fuente de calor.
Utiliza ingredientes sin gluten.

Pastel alemán de chocolate

Receta de www.glutenfreeda.com

Se trata de un pastel de 3 capas.
Usa un preparado de harinas sin gluten (*Gluten-Free Pantry's Country French Bread Mix*)
1 ¼ tazas de harina sin gluten
1 cucharadita de bicarbonato
½ cucharadita de sal
110 gr de chocolate semidulce, troceado
½ taza de agua hirviendo
1 taza de crema fresca
1 cucharadita de vainilla

1 pastilla de mantequilla sin sal
½ taza de aceite vegetal
1 ¾ de taza de azúcar
5 huevos grandes

Calienta el horno a 175 ºC. Engrasa y enharina tres moldes de 22 cm y forra los fondos de los mismos con papel sulfurizado. En un cuenco de tamaño mediano mezcla la harina, el bicarbonato y la sal y reserva. En un cuenco pequeño, mezcla el chocolate con el agua hirviendo y derrite. Reserva. En otro cuenco pequeño, mezcla 1 taza de crema fresca y vainilla. Reserva. En un cuenco grande bate en un robot de cocina, a velocidad alta, una pastilla pequeña de mantequilla y aceite hasta conseguir una preparación de textura ligera y clara. Añade el azúcar poco a poco y después, de una en una, las yemas de 5 huevos. Vierte el chocolate y bate todo hasta que esté bien mezclado. Por otra parte, a baja velocidad, bate la harina y la crema fresca. Aparte, bate las claras hasta que adquieran consistencia.

Incorpora las claras a la masa, mézclalas con cuidado hasta integrarlas del todo y vierte sobre los moldes. Hornea durante 30 minutos o hasta que al pinchar la masa con un palillo, éste salga limpio. Deja que se enfríe sobre una rejilla.

Para la cobertura:
  1 taza de azúcar
  1 taza de crema fresca
  1 pastilla troceada de mantequilla sin sal
  3 yemas de huevos

1 $1/3$ tazas de coco sin azúcar
1 $1/3$ tazas de nueces picadas

Mezcla en un cazo el azúcar, la crema fresca, la mantequilla y las yemas y lleva a ebullición. Baja el fuego y remueve constantemente durante 1 o 2 minutos. Retira del fuego y añade el coco y las nueces. Deja que se enfríe.

Saca uno de los bizcochos del molde y colócalo en una fuente. Con un cuchillo afilado, nivela la parte superior para que esté bien plana. Agrega $1/3$ de la cobertura pero no cubras los laterales del bizcocho. Repite la operación con las otras capas de bizcocho hasta montar el pastel con las tres capas.

Muñequitos de jengibre

Receta de Bonnie J. Kruska, autora de **Eating Gluten-Free with Emily.**

½ taza de aceite vegetal o mantequilla
2 ½ tazas de mezcla de harinas sin gluten
½ taza de azúcar
½ taza de melaza
1 huevo
1 cucharada de vinagre
1 cucharadita de levadura en polvo
1 cucharadita de jengibre molido
½ cucharadita de bicarbonato
½ cucharadita de canela
½ cucharadita de clavo molido

En un vaso mezclador vierte el aceite o la mantequilla y bate a velocidad media durante 30 segundos. Añade la mitad de la harina y el azúcar, la melaza, el huevo el vinagre, la levadura, el jengibre, el bicarbonato, la canela y los clavos. Bate hasta que esté todo bien mezclado, agrega el resto de la harina y vuelve a batir. Tapa y deja que se enfríe en la nevera durante 3 horas.

Divide la masa en dos mitades. Sobre una superficie enharinada, extiende la mitad de la masa hasta alcanzar un grosor de 0,5 cm. Corta las figuras con la ayuda de un cortador de galletas de unos 5 cm, y coloca en una bandeja de horno engrasada dejando una distancia de unos 2 o 3 cm entre cada figurita.

Hornea a 190°C durante 5 o 6 minutos, o hasta que las galletas estén ligeramente tostadas. Deja que se enfríen sobre una rejilla. La cantidad es suficiente para unas 36 galletitas.

Pastel de chocolate y crema

Receta de Marybeth Doyle, de Kirtland Hills, Ohio

¾ de taza de aceite
2 tazas de azúcar
2 cucharaditas de vainilla
4 huevos
3 o 4 tabletas de chocolate de 30 g para postres (unos 120 g)
½ cucharadita de goma de xantana
2 tazas de soja en polvo

½ taza harina de fécula de patata
2 cucharaditas de bicarbonato
1 ½ pastillas de mantequilla o margarina derretida
1 taza de leche

Derrite el chocolate y deja que se enfríe. Bate el aceite, el azúcar y la vainilla; añade la margarina o mantequilla, bate, agrega los huevos y mezcla bien todo. A continuación, incorpora el chocolate derretido y bate de nuevo. En un cuenco aparte, mezcla la harina y la soja, la goma de xantana, el bicarbonato y la levadura. Incorpora muy bien todo a la leche y la masa del chocolate. Vierte en un molde bien engrasado de unos 20 x 28 cm, hornea a 190 ºC, hasta que, al pinchar la masa con un cuchillo, éste salga limpio.

Cobertura de crema:
½ taza de mantequilla
½ taza de mantequilla aromatizada Crisco
1 cucharadita de extracto de vainilla
2 tazas de azúcar de lustre
4 cucharadas de leche

Bate la mantequilla y la mantequilla Crisco. Añade la vainilla y mezcla bien. Ve añadiendo 1 taza de azúcar de lustre y 1 de leche hasta acabar con ambos ingredientes. Bate bien y cubre el pastel después de que se haya enfriado.

Quiche vegetariana

Receta de Annie Hanaway, de Portland, Oregon

½ taza de chirivía rallada
½ taza de calabacín rallado
½ cucharadita de sal
1 taza de zanahoria rallada
$\frac{1}{3}$ de taza de harina de avena o una mezcla de harina de quinoa, maíz y nuez
2 cucharadas soperas de mantequilla

Mezcla bien y vierte la masa en un molde engrasado de unos 22 cm. Hornea a 190 ºC durante unos 40 minutos y deja que se enfríe. La masa se deslizará por los lados del molde, así que lo mejor es poner un poco más en los lados para evitarlo.

Capítulo 7

Comer sin gluten
en cualquier ocasión

Las ocasiones especiales, como celebraciones, bodas y viajes, forman parte de la vida de cualquier persona, ya sea celiaca o no. Muchas de estas ocasiones implican tener que comer fuera de casa, y pueden representar nuevos retos para quienes siguen una dieta sin gluten. Lo más importante es estar preparado para cuando se presente la ocasión. Es útil aplicar todo lo que se ha aprendido hasta ahora y seguir algunos de los consejos e informaciones que se proporcionan en este capítulo. Se trata de ver las cosas con perspectiva y tener bien presente que con independencia del evento, lo importante no es la comida, sino lo que realmente se va a celebrar.

Fiestas

La clave de disfrutar de las fiestas cuando se sigue una dieta sin gluten es estar preparado. Aunque nunca es buena idea ir a una fiesta hambriento, para una persona celiaca es aún mucho peor. Cuando uno va a asistir a una fiesta en la que lo más probable es que no haya opciones sin gluten, lo idóneo es comer antes de salir de casa. Otra opción es hablar antes con el anfitrión sobre el menú y preguntarle con amabilidad si podría prepararle un cuenco de ensalada antes de añadir picatostes o aderezo con gluten, así como un filete de ternera, de pollo o pescado sin marinar, sin salsa o sin empanar. También se le puede ofrecer llevar un plato o un aperitivo para asegurarse que habrá algo que podrá comer. No hay que tener miedo de hacer preguntas; con educación se puede decir, por ejemplo: «Esto tiene un aspecto delicioso, ¿qué lleva?». Y tener cuidado con los cubiertos o utensilios que se utilizan para más de un plato.

En una fiesta hay muchos platos que se pueden llevar. Se pueden adaptar las recetas favoritas y convertirlas en recetas sin gluten. Entre las buenas opciones se incluyen pasteles de cumpleaños sin gluten, o bien otros postres; huevos duros con salsa picante, los chips y tortillas sin gluten, albóndigas con salsa sin gluten; verduras, gambas, hummus, frutos secos, champiñones rellenos o alas de pollo con salsa barbacoa sin gluten. ¡Hay que usar la imaginación! (*Véase* el capítulo 6, con magníficas recetas). En el bufet de una fiesta hay que buscar las verduras frescas, la fruta y los quesos, pues estos alimentos son los más seguros.

Consejos para los viajes

No importa cómo planear un viaje, lo importante es hacerlo con antelación. Si se va a viajar y el vuelo es tan largo que hay que comer en el avión, hay que llamar a la compañía aérea con una antelación de al menos 24 horas y solicitar una comida sin gluten. Existen muchas aerolíneas que ofrecen esa opción.

Las siguientes compañías aéreas ofrecen comida sin gluten si se pide con antelación:

- Air Canada
- Air New Zealand
- American Airlines
- British Airways
- Continental Airlines
- Delta Airlines
- KLM / Northwest Airlines
- Lufthansa
- Qantas
- Swissair
- United Airlines
- US Air
- Virgin Atlantic

Esta lista no incluye a la totalidad de compañías que ofrecen esta posibilidad, de manera que lo mejor es llamar a la aerolínea con la que se va a viajar e informarse. Si se tiene alguna duda acerca de la comida que nos van a servir, hay que preguntar si podemos llevarnos nuestra comida. Si bien ya hay muchas compañías que en la actualidad sirven alimentos sin gluten, el conocimiento que tienen sobre estos alimentos no es demasiado extenso. Si se ha solicitado una comida especial y ésta va acompañada de pan, galletas o bollos sin envoltorio hay que tener mucho cuidado, ya que no se pueden verificar los ingredientes. Lo mejor es llevar de casa unos cuantos tentempiés para el caso de que la comida no sea la que uno esperaba.

Si se planea un crucero, deben compararse las diferentes compañías navieras y buscar la que mejor se adecúe a las necesidades dietéticas. Se debe contar con unos cuantos tentempiés o refrigerios para poder ir comiendo durante el día o bien llevar de excusión. La mayoría de las compañías de cruceros se adecúan a las necesidades dietéticas de los viajeros. Hay que preguntar si se pueden llevar algunos ingredientes para que el chef los utilice durante la estancia.

Cuando el viaje que se planea es en automóvil, hay que llevar una nevera portátil con la comida suficiente para todo el viaje: galletas y queso sin gluten, mantequilla, barritas de cereales sin gluten, fruta fresca, verdura, galletas sin gluten, caramelos o frutos secos. (¡No hay que olvidar llevar también agua en abundancia!).

Si se viaja fuera del país, hay que tener mucho cuidado con las etiquetas de los alimentos y comprobar que lleven ingredientes sin gluten. Algunos países tienen leyes de etiquetados diferentes, de modo que hay que asegurarse de que no nos den un producto con almidón de trigo. Hay países en los que si bien los productos están etiquetados como sin gluten, pueden contener hasta un 3% de proteínas (que puede ser gluten), y los alimentos cocinados pueden llevar ingredientes con gluten. Hay lugares en los que la harina de maíz puede ser harina modificada, lo que significa que puede contener trigo o bien otro tipo de harina. Se puede viajar con algunos alimentos, pero es posible que para que no los confisque el país al que se llega se tenga que presentar un documento médico que indica que la persona los necesita por motivos de salud.

Es buena idea buscar información sobre el lugar de destino, los restaurantes que cocinen sin gluten y también asociaciones de personas celiacas e información *online*. Puede ser de gran ayuda consultar a personas que hayan viajado antes allí, o bien a los propios habitantes del lugar.

Comer fuera de casa

Para algunos celiacos comer fuera de casa puede ser muy frustrante: ¡hay tantas cosas en la carta que uno no puede comer! Al igual que las personas diabéticas, las alérgicas, o quienes controlan su peso, hay que aprender a elegir alimentos que no contengan gluten. Es fácil obviar los típicos rollos de masa, la pasta, los guisos, los alimentos empanados, pero hay que ir aún más allá. ¿Se ha marinado la carne con algún tipo de salsa antes de cocinarla? ¿Se ha enharinado o empanado la carne o el pescado antes de freírlos? ¿La salsa de soja contiene soja o trigo? ¿El arroz se ha hervido con agua o con algún tipo de caldo? ¿La ensalada llevaba picatostes antes de servirla? Es importante hacer estas preguntas. Uno no debe intimidarse por hablar con el camarero o incluso con el cocinero o el chef; es una cuestión de salud y estamos pagando por unos alimentos sanos. Algunas asociaciones de celiacos cuentan con unas «tarjetas para restaurantes» en las que se explica al cocinero o al chef de manera sencilla las necesidades de la dieta celiaca. Esta tarjeta puede hacer que uno se sienta más cómodo a la hora de comunicarse con el personal de un restaurante. Podemos hacernos nuestra propia tarjeta y llevarla en la cartera, en estas direcciones hay unas cuantas ideas:

www.livingwithout.com/dinningcards.htlm
www.triumphdining.com/glutenfreediet.aspx
www.glutenfreepassport.com/traveling/translations.hml.

También se puede contactar con las organizaciones o asociaciones locales por si ellos conocen estas tarjetas.

Antes de ir a comer fuera, es importante seleccionar cuidadosamente el restaurante. Si se eligen restaurantes con una carta amplia, o bien exóticos —de comida japonesa, mexicana o tailandesa—, es más probable encontrar alimentos sin gluten. Hay que evitar los restaurantes de bufet, pues en ellos es difícil averiguar de qué constan los platos y cómo se han preparado. Hay que evitar los restaurantes franceses e italianos, en los que es difícil encontrar platos sin gluten.

En la mayoría de los restaurantes (incluso en los de comida rápida) se puede hallar algún tipo de alimento sin gluten. Debe recordarse todo lo aprendido acerca de comer sin gluten y verificar con el personal del local los ingredientes un tanto dudosos. Si el camarero no puede ayudarnos, recurriremos al chef o al cocinero. Hay que preguntar no sólo por determinados ingredientes, sino también acerca de los procedimientos que se han seguido en la cocina.

Aquí tenemos unos cuantos consejos:

- Es posible que el chef y el personal del restaurante no tengan tanta información acerca de las dietas sin gluten como la persona celiaca, por ello, hay que ser específico con las preguntas.
- Debe explicarse al personal del restaurante que se trata de una alergia alimentaria importante y que también lo es su colaboración. Si bien la celiaquía no es exac-

tamente una alergia alimentaria, la mayoría de las personas captan más rápidamente la idea con esta explicación. Hay que ser amable y descriptivo, no exigente o problemático.

- Elegir restaurantes con alimentos que se preparan al momento o con una carta sencilla.
- Llamar previamente al restaurante para hablar con el gerente o el chef y asegurarse de que puede responder a las necesidades de una persona celiaca.
- Hablar de la contaminación de los alimentos, de que la comida debe prepararse aparte, con utensilios exclusivos para ella.
- Elegir patatas asadas como guarnición en vez de arroz, ya que éste se cuece a menudo con caldo de pollo o de cualquier otro tipo. Evitar platos con patatas que puedan contener otros ingredientes, así como patatas fritas, pues éstas pueden haberse frito en aceite o mantequilla utilizada previamente para otros fines y contener trazas de gluten.
- Pedir platos sencillos, como, por ejemplo, carnes a la plancha o pescado hervido, que estén sazonados con limón, aceite de oliva o hierbas frescas. Asegurarse de que no se hayan marinado previamente; un plato sencillo implica que el chef no ha retirado de él ingredientes prohibidos.
- Asegurarse de que las ensaladas no contengan picatostes o hayan estado en contacto con ellos. Si se lleva el aderezo de casa no hay que preocuparse de los ingredientes que se utilizan en el restaurante.
- Pedir a los camareros que no pongan guarnición a los platos elegidos, en caso de que ésta contenga gluten.

- Cuando se piden hamburguesas, hay que asegurarse de que sean 100 % de ternera, que no lleven relleno y que los panecillos no se hayan tostado en la misma parrilla que otros con gluten.
- Revisar la lista de los entrantes. No hay nada que objetar a las patatas con queso y bacon, o a un cóctel de gambas. Hay que vigilar que las patatas o los nachos no se hayan frito con alimentos con gluten. Se pueden pedir patatas asadas en vez de fritas.
- Si no representa ningún problema, se pueden llevar de casa las galletas saladas, el pan o los nachos. Hay restaurantes que lo permiten, pero no hay que llevar esos alimentos a la cocina, sólo hay que pedir el plato sin pan y montarlo uno mismo en la mesa. De sentirse inseguro, lo mejor es llamar previamente al restaurante para solicitarlo.

Términos que hay que conocer cuando se come fuera

Evitar	Preguntar sobre	Pedir
Gratinados	Aderezos	Parrilladas
Sopas	Frituras	Alimentos frescos
Rebozados	Imitaciones	Alimentos a la
Empanados	Marinadas	plancha
Guisos	Salsas	Salteados
Cremas	Salteados	Escalfados
Picatostes	Souflés	Asados
Platos preparados	Sopas	Al vapor
Salsas	Estofados	
Rellenos	Revueltos	

Restaurantes a los que se puede ir

Hay muchos restaurantes que empiezan a tener conocimientos de los alimentos y platos sin gluten, de modo que no hay que tener miedo de salir a comer fuera. Se trata de buscar en la zona en que uno vive restaurantes específicos de confianza que atiendan las diferentes opciones y sirvan alimentos sin gluten seguros.

En internet se encuentran páginas web de restaurantes sin gluten, y en casi cada localidad existen asociaciones que tienen disponible esta información.

Aun así, a pesar de que hay restaurantes que sirven platos sin gluten, hay que tener cuidado y hacer los deberes antes de visitar alguno de ellos. Se debe tener en cuenta que si los fabricantes cambian las recetas, los ingredientes y los procedimientos, los restaurantes también hacen lo propio. Así pues, hay que conseguir la máxima información posible y no quedarse con la idea de que algo sin gluten lo es para siempre.

Taco Bell

Taco Bell es una cadena de comida rápida especializada en cocina Tex-Mex que manifiesta que dado que muchos de sus platos se componen de trigo, muchas de sus recetas no son apropiadas para una dieta sin gluten. Sin embargo, en sus cartas se encuentran unas pocas «sugerencias para personas sensibles al trigo y al gluten» que aparecen en sus páginas web:

- Tostadas
- Ensalada de pollo Taco Fiesta (sin ingredientes con gluten)
- Ensalada de pollo Taco Exprés (con pollo en vez de ternera)
- Plato de pollo campero picante (sin la salsa picante)
- Plato de filete de ternera (sin salsa jalapeña)

Aunque los Taco Bell afirman que los chips de nachos no contienen trigo, lo cierto es que se fríen y preparan en las mismas freidoras que los alimentos que sí lo contienen. Para más información, consulta su página web. *www.tacobell.com*

Wendy's

La cadena Wendy's ofrece diversos alimentos considerados sin gluten, aunque no se encuentran en todos los países. Una vez más, lo aconsejable es visitar su página web.

Arby's

Esta cadena de restaurantes sólo existe en EE.UU. y Canadá. En su página web se enumera una lista de alimentos alérgenos y se encuentra información acerca de los alimentos que contienen gluten.

Dairy Queen

Esta cadena de restaurantes (Reina de los lácteos) tiene unos cuantos productos sin gluten, aunque no se encuentra en todos los países. Entre los alimentos sin gluten que ofrecen se encuentran:

- Chocolate y vainilla suave
- Artic Rush (todos los sabores)
- Moolatte (vainilla, café y chocolate)

(Nota: no contienen líquidos aromatizados con avellana)

Subway

Aportan información de los alérgenos de sus alimentos, incluidos el trigo y el gluten. La lista de estos alimentos se actualiza regularmente. Para más información, consulta su página web: *www.subway.com*

Chipotle Mexican Restaurant

En esta cadena de comida mexicana nada contiene gluten, a excepción de las tortillas de trigo de los burritos, las tortillas de los tacos y la salsa Hot Red Tomatillo. En su página web no se explica que el maíz que emplean puede estar contaminado de gluten, pero advierten que si una persona es especialmente sensible puede pedir que el camarero utilice guantes para servir los alimentos, cosa que harán con gusto, ya que al trabajar todo el día con tortillas de trigo, puede producirse una contaminación de los alimentos. *www.chipotle.com*

Carrabba's Italian Grill

Esta cadena coopera con un grupo de intolerancia al gluten y ofrece un menú sin gluten. *www.carrabbas.com*

PF Chang's China Bistro

Esta cadena de comida asiática ofrece bajo pedido un menú sin gluten. *www.pfchangs.com*

McDonald's

Esta cadena ya no ofrece una lista de productos considerados sin gluten, aunque afirme lo contrario, pero aporta una extensa información de los ingredientes y los valores nutricionales de los productos de sus menús en su página web: *www.mcdonalds.com*, que se actualiza de manera regular a medida que recibe información de sus suministradores. Por otra parte, anima a sus clientes a leer los ingredientes y a tomar las decisiones que mejor se adapten a sus necesidades dietéticas.

Esta lista de restaurantes no incluye a todos los que ofrecen alimentos sin gluten, sino que se trata tan sólo de una muestra para demostrar que uno puede disfrutar comiendo fuera incluso con platos sin gluten. Si se está interesado en ir a un restaurante particular, antes hay que investigar y averiguar qué ofrece. Cada vez se reconoce y acepta más el mundo de los alimentos sin gluten, por lo que es posible encontrar restaurantes en cada barrio, como, por ejemplo, pizzerías, que ofrecen alternativas sin gluten. Y no sólo los restaurantes, sino también sus cadenas.

Es posible que la información que aparece en este libro se ponga al día y actualice con el tiempo, por tanto, hay que asegurarse de que los menús estén al día.

Las páginas web son unas estupendas fuentes de información para viajar y encontrar restaurantes:

www.fundacionconvivir
www.exploralasalud.com
www.celiaquitos.com
www.viajarsingluten.com
www.celiaco.org

Consúltense las asociaciones y organizaciones de la zona, ya que muchas de ellas disponen de listas de restaurantes que tienen platos sin gluten.

Capítulo 8

Consejos para vivir el día a día siguiendo una dieta sin gluten

Los consejos que proporcionamos proceden de personas celiacas que siguen una dieta diaria sin gluten. Son expertas en sus necesidades, y sus consejos son inestimables.

Regina Celano, de Ronkonhoma, Nueva York

- Una buena idea es buscar los medicamentos sin gluten adecuados al historial médico de cada uno. Yo, por ejemplo, soy propensa a las sinusitis. Antes de ir al médico, me enteré de que el antibiótico Levofloxacin no contenía gluten. Si no se va preparado al médico, es posible que después haya que hacer una investigación posterior, y eso hace que todo se retrase. ¿Eres propenso a infecciones de oído, ataques de ansiedad o insomnio? Haz una lista de medicamentos sin gluten para facilitarle las cosas al médico y que la anote en tu historial y guárdala tú también en casa.

- Invierte en una nevera portátil de esas que mantienen el frío con enfriadores, y no con hielo, que pesa más.
- Busca un grupo de apoyo o asociación en tu barrio
- Ten siempre a mano tentempiés sin gluten en los armarios de la cocina y en la nevera, como, por ejemplo, palitos de zanahoria y de apio, queso, galletas de arroz y cacahuetes.
- Nunca salgas sin galletitas o bollos, o cualquier otro postre sin gluten.
- Cómprate un buen libro de cocina sin gluten, como por ejemplo, el de Roben Ryberg: *Gluten Free Kitchen*, o el de Jax Peters Lowell: *Against the Grain*.

Entre los ingredientes básicos más importantes para la cocina están las mezclas de harinas sin gluten para hacer pan, bollos y panecillos: *www.kinnikinnikck.com / www. glutenfree.com / www.chebe.com*. Todos estos ingredientes tienen usos diversos, y hay que tenerlos siempre a mano.

Kit Kellison, de Chesapeake, Virginia

- Toma el teléfono y llama a los proveedores de la tienda de comestibles de tu barrio para preguntarles acerca de los contenidos de los alimentos. Hazles saber que eres celiaco y que sufres graves riesgos si comes alimentos con gluten; después pregúntales si sus productos contienen gluten. Preguntar si un alimento contiene gluten no es suficiente, puesto que a veces contiene una pequeña cantidad y aun así se considera sin gluten.

Cada vez que una persona llama a un fabricante, hay alguien de la empresa que pierde tiempo y dinero atendiendo la llamada. Esto es digno de tener en cuenta, pues cuanto más tiempo pierdan las empresas atendiendo las llamadas de clientes que preguntan sobre los alérgenos que contienen los productos, más probable es que acaben etiquetándolos. Hay que recordar que siempre hay que ser amable y conciso con las preguntas. Si en las etiquetas no consta ningún número de teléfono puede enviarse un correo electrónico o una carta.

- Únete a la asociación Delphi Forum Celiac Online (*http://forums.delphiforums.com/celiac*) o a la asociación de tu ciudad. Las asociaciones tienen listas de alimentos seguros y verificados, un cocinero o experto en dietas que contribuye con sus recetas y consejos, y miembros que son médicos celiacos o bien tienen familiares con la enfermedad. Ofrecen, además, la posibilidad de comunicarse y hablar con cientos de personas celiacas acerca de una enorme variedad de temas, y han demostrado ser indispensables, como avalan muchísimas personas celiacas.

- Busca e imprime estudios médicos para recomendar a los profesionales de la salud con los que quizás estés en contacto, por ejemplo dentistas que pueden descubrir caries dentales o médicos de otras especialidades que pueden jugar un papel decisivo a la hora de hacer un diagnóstico. Dos semanas después de que yo le llevara información sobre el tema, mi endocrinóloga me dijo que había diagnosticado celiaquía a dos de sus pacientes.

- Consigue unos buenos cuchillos y aprende a utilizarlos. Suelo cocinar tres veces al día, de modo que a la hora de preparar los alimentos voy casi tan rápido como un ayudante de cocina. En una cocina sin gluten, a la hora de cortar las verduras, hortalizas y frutas, es más fácil manejar bien un cuchillo de cocinero –bien afilado– que un cuchillito casero o un pelador de patatas. Y también es más fácil limpiar un cuchillo que todas las pequeñas piezas de un robot de cocina.

- Haz un pedido a un buen proveedor de alimentos sin gluten, ya que de este modo tendrás una despensa bien abastecida de pan, bollos, donuts y galletas. Yo hago un pedido cada quince días, y así mis hijos no se quedan sin merienda. Esto también les ayuda a controlarse y a comer adecuadamente, si se quedan sin bollitos y tienen que esperar a la siguiente compra.

- Deshazte de todo lo que sean utensilios de teflón, cucharas de madera, tablas de cortar de madera y sartenes de hierro. Todo eso yo lo utilizaba antes de cocinar sin gluten, pero son objetos porosos o absorbentes que pueden contaminar los alimentos que consumen los celiacos.

- Utiliza papel de cocina para limpiar, evitando que el gluten se extienda a otros platos. Lo mejor es que en toda la cocina no haya gluten. Todos en la casa comerán más sano, y los que comen con gluten pueden disfrutar de sus pizzas y hamburguesas fuera de casa. Tuve que habilitar de ese modo la cocina cuando me di cuenta de que mis hijos adolescentes, si no estaba cerca para controlarlos, iban dejando migas por toda la casa. No era de sorprender que tuviera brotes inesperados de diarreas y náuseas.

- Ten siempre a mano harina de maíz, de patata o almidón de patata. Yo utilizo harina de maíz para hacer pan, pues al contrario que otras harinas sin gluten, permite que la carne se cueza antes de que la masa esté dura y quemada. La harina y el almidón de patata son los mejores espesantes para las sopas, las salsas y las cremas. Un buen suministro de maíz sin gluten en el congelador y también de pan rallado sin gluten hace la vida más fácil.

Jessica Duvall, de Williamsburg, Kansas

- Sé tu propio abogado defensor. No te apoyes en los demás y consigue por ti mismo la información necesaria. Búscala y te sentirás más seguro.
- Cuando cocines, haz un poco más de cantidad y congela una ración; así la tendrás disponible cuando necesites algo rápido.
- Crea una red de apoyo familiar, con amigos, con otras personas celiacas, con grupos de internet y con libros.

Marcy Thorner, de New Market, Maryland

- Consigue un cuaderno o un fichero de ordenador con los contactos de fabricantes de alimentos sin gluten. Incluye los teléfonos y los datos de los productos.

Es buena idea revisar de vez en cuando los productos que se usan con más frecuencia.

- Comprueba con el anfitrión o anfitriona de una fiesta infantil las cosas que tiene previsto servir. Envíale un plato similar sin gluten para tu hijo. Si no puedes estar en la fiesta para ayudar y supervisar los alimentos, planea con antelación con el anfitrión qué va a haber. Ofrécete como voluntario para llevar helado sin gluten y marcarlo de manera diferente. Pide al propietario de la casa que lo sirva aparte, ya que así se evita el riesgo de contaminación al servirlo con un utensilio que haya estado en contacto con otros alimentos con gluten.

- Lleva siempre una bolsa con aperitivos para el niño celiaco e incluye en ella cosas que pueda compartir, como palomitas de maíz, fruta fresca, uvas pasas o queso. Un niño celiaco puede sentirse mal si los otros rechazan sus comidas.

- Ayuda a que los niños pequeños con celiaquía puedan elegir por sí mismos sus provisiones marcando los alimentos sin gluten con etiquetas vistosas y llamativas. Di al pequeño, por ejemplo: «Puedes tomar las cosas que tienen la etiqueta con Spiderman, que te sentarán bien, pero las otras te harían enfermar».

- Idea una manera graciosa para referirte a los alimentos sin gluten de tu hijo. Si la niña se llama Inés, por ejemplo, pon «Comida rica de Inés», y usa el acrónimo CRI. Anima a otros niños mayores (hermanos, compañeros, primos, etcétera) para que en las fiestas o comidas familiares ayuden a supervisar la comida. No consiste en darles muchas responsabilidades, sino, por ejemplo, pedirles que te avisen si ven al niño tomar algún pastel o galletas que no pueda comer.

- Ten una parrilla especial para los alimentos sin gluten y una tostadora para el pan sin gluten.
- No uses cucharas o tablas de madera.
- Consigue que los niños que siguen una dieta sin gluten reconozcan los alimentos que pueden o no pueden tomar. Empieza haciéndoles leer las etiquetas desde pequeños y sé paciente cuando se atasquen con palabras difíciles. Anímales a ser proactivos, a tomar decisiones y a aprender lo que es bueno para ellos. Empieza pronto para que adquieran un buen hábito.
- A la hora de pedir en un restaurante, sé sencillo, menciona la palabra «celiaquía» en caso de que el camarero parezca culto, pero no lo des por hecho a la hora de comunicar lo que necesitas. Di: «Mi hija (o yo) tiene celiaquía, algo parecido a una alergia alimentaria». La mayoría de las personas comprenden que las alergias pueden tener consecuencias graves, y eso puede ser suficiente para que colaboren a salvaguardar la salud de la niña o la tuya. Si no, no dudes en pedir la colaboración del chef o del gerente.
- Siempre que sea posible, cuando tengas pensado ir a comer fuera, llama al restaurante con antelación. Haz saber al gerente o al chef que necesitas una atención especial, dile cuando vas a ir y háblale de los platos de la carta que te convienen.
- A mí me gustan las mezclas de harina Bette Hagman, a las que a veces añado unas cuantas cucharadas de harina de legumbres y/o de maíz (sustituyen-

do la cantidad). Me da la impresión de que cuantos más tipos de harina se usen en una mezcla y menos harina de arroz, mejor es el resultado.

- Busca recetas que precisen muy poca harina. Siempre elijo una receta que no lleva harina o apenas unas cucharadas antes que una que necesite 2 tazas de harina.

Miki Ruffino, de Destrehan, Louisiana

- Me gusta tener a mano fruta fresca en abundancia, lavada, lista para comer y guardada en bolsas precintadas de autocierre. Otro tentempié práctico son las palomitas de maíz naturales.
- Cuando me enteré de que tenía celiaquía no podía pensar en otra cosa, pero el tiempo cura ese primer impacto y después uno se adapta a la rutina diaria. Es como cualquier otro cambio importante, a las tres semanas la enfermedad ya era un hábito.

Lila Brendel, de Bismark, Dakota del Norte

- Nada más adquirirlos, señalo con una marca roja todos mis alimentos sin gluten, así mi familia los reconoce. Además, si cuando leo las etiquetas de los alimentos comunes veo que contienen gluten también los marco, puesto que así no tengo que releer las etiquetas. Hago lo mismo cuando cocino comida sin gluten y después la congelo. Compro pasta, aperitivos y harina en grandes cantidades (para ahorrarme los gastos de envío) y lo congelo todo.

- Tengo siempre en el congelador sopas preparadas y pasta para hacer *crêpes*, todo sin gluten.
- Para guisar, utilizo zumo de tomate en vez de salsa de tomate, y lo espeso con tapioca o gelatina sin gluten.

Pat Bridges Welland, Ontario, Canadá

- Si no estás seguro de que un alimento sea sin gluten al 100 %, no lo comas.
- Nunca voy a ningún sitio sin mi nevera (más pequeña o más grande, dependiendo de la duración del viaje) con alimentos y bebidas no perecederas, además de cubiertos, tazas y servilletas.
- No te dejes influenciar por las actitudes negativas de la gente. Tú sabes lo que más te conviene; si no pueden asimilarlo es cosa suya.

Consejos de un colaborador anónimo

- Lee, relee y vuelve a releer las etiquetas.
- Muchas empresas cambian los ingredientes con frecuencia. Aprende a buscar lo que te interesa en las etiquetas, conoce las palabras clave.
- Pregunta siempre en los restaurantes y en casa a todo el mundo, incluso en casa de tus padres después de 50 años.
- Sé siempre cortés, agradecido y amable.

- Piensa en lo que puedes comer, no en lo que no puedes comer.

Connie Rieper, de Fayetteville, Arkansas

- No tengas miedo de experimentar.
- Del mismo modo que el arroz se cocina a fuego bajo, también la harina da mejores resultados horneada a bajas temperaturas (de 120 a 150 ºC).
- Cuando la parte exterior de los alimentos está hecha (o quemada) pero el interior está húmedo es que la temperatura de cocción es demasiado alta.

Jason Estes, de Fayetteville, Alkansas

- La carne cruda, por ser carne, no se libra del gluten; puede contener aditivos, conservantes y aromatizantes.

Wendy Percival, de Kansas City, Missouri

- He llevado magdalenas sin gluten congeladas a la escuela de mis hijos para conservarlas en el congelador, chucherías sin gluten para la clase o incluso he enviado algo especial cuando me he enterado de que había algún festejo.
- En las fiesteas de cumpleaños suelo preguntar si puedo aportar una bandeja con bizcocho de chocolate

sin gluten, o alguna cosa que mis hijos puedan compartir con los otros invitados. Si hay pizza, a veces he llevado la de casa o bien hemos comido antes de ir a la fiesta. A veces, cuando les he hablado de nuestras circunstancias con respecto a la dieta, los anfitriones han preparado gustosamente alguna cosa que mis hijos pudieran comer.

Kristine Green, de Woodlawn, Tennessee

- Tengo las recetas que más utilizo y la lista de ingredientes habituales colocadas en la puerta del frigorífico para tenerlas más a mano.
- Guardo las harinas y los almidones en el frigorífico o en el congelador, ya que así se conservan más tiempo y ahorro espacio en los armarios de la cocina.
- Adapto las recetas sencillas y rápidas a recetas sin gluten, y siempre busco nuevas que no contengan gluten.
- En los institutos, en vez de utilizar cupones o tarjetas para comprar comida en la cafetería, ingresa ese dinero en un banco cercano. Usa esa cuenta bancaria para encargar comida sin gluten durante todo el curso. Disponlo de manera que sólo se pueda utilizar una cierta cantidad de dinero cada día y sólo para el pedido de comida. El dinero en efectivo se usa sólo para las bebidas, la fruta o algún tentempié en el instituto. De este modo el dinero será únicamente para la comida y se evita el problema de la contaminación de los alimentos con otros que contengan gluten. Si se hace el pedido cada poco tiempo en vez de todo a

la vez, no habrá problema para guardar los alimentos. Cerca de los institutos suele haber oficinas de correos, por lo que las entregas no suelen ser un problema.

Rolf Meyersohn, de Nueva York, Nueva York

- ¡No te autocompadezcas! Recuerda que puedes comer «de todo», a excepción de alimentos con gluten.
- Por fin estamos dejando atrás el período oscuro de los alimentos obligatorios. Podemos beber whisky, comer encurtidos y no temer al queso azul ni al gorgonzola. Pero lo mejor de todo es que podemos empezar a confiar en los auténticos estudios e investigaciones, en vez de en amenazas contrafóbicas y advertencias nefastas. Aconsejo leer las aportaciones que el Dr. Kasarda hace en la página *www.celiac.com*, así como adherirse a esta otra dirección: *www.glutenfreeliving.com*.
- Para cocinar, la mayoría de las veces no se necesita un libro especial de cocina sin gluten, sino que se puede recurrir a los grandes clásicos, como, por ejemplo, *The Cook's Bible*, de Christopher Kimball o cualquier otro buen libro de cocina. Pero, claro está, para hornear es mejor tener recetas especiales. Yo hago pan basándome en las recetas del libro de Bette Hagman *The Gluten Free Gourmet Bakes Bread* y la colección más reciente de Karen Robertson, *Cooking Gluten Free* (en español también existen este tipo de libros).
- En los restaurantes es más fácil advertir al camarero o al chef de que tenemos una alergia alimentaria

que intentar explicarles los problemas de la celiaquía. El concepto de alergia y sus tremendas secuelas es más conocido.

Barbara Wetsmoreland, de Hampstead, New Hampshire

- Busca un médico y un nutricionista especializado en celiaquía.
- Consulta en internet, ya que existen varias páginas sobre el tema, y lee lo que en ellas se explica sobre esta enfermedad. Acude a alguna de las asociaciones que existen y únete a ella.
- Para empezar, revisa la cocina de tu casa. Marca todo lo que hay en ella y catalógalo como bueno, malo o desconocido, con los colores verde, rojo y amarillo, respectivamente. Separa las cosas rojas de las verdes, y, si es posible, compra exclusivamente alimentos sin gluten. Es mucho más fácil así, pues todo será comestible.
- Suscríbete en internet a alguna publicación para celiacos y lee cada día los correos electrónicos y el foro. Yo he creado una carpeta en mi cuenta de correo sólo para eso y ahí guardo toda la información que recibo.
- Asiste a conferencias y talleres acerca de la celiaquía y las dietas sin gluten. Hay mucho que aprender. Cuanto antes consigas la información necesaria, antes aprenderás a vivir con la celiaquía y a tomarte con calma la dieta.

- Cómprate algunos libros de cocina y empieza a probar con ellos. Planea hacer cada día dos cosas nuevas, de este modo si una de ellas acaba en la basura, siempre tendrás la otra para celebrar el éxito y olvidar el fracaso. Si sólo haces una cosa y ésta acaba en la basura es probable que la cosa acabe en lágrimas. Y recuerda: cada éxito culinario significa que tienes una cosa más segura para comer el resto de tu vida. No es un festín para hoy, es un alimento para siempre.

- Haz que se tome conciencia de esta enfermedad hablando de ella. Contribuye a que la celiaquía salga del armario, ya que, por ejemplo, se trata de la dolencia más diagnosticada en EE.UU. Existen muchas personas a las que les gustaría volver a sentirse bien, una vez bien diagnosticadas y tras haber tomado conciencia de lo que les sucede.

- Cuando una persona te cuente con tristeza que le han diagnosticado celiaquía, dale un abrazo y una rebanada de pan sin gluten. Dale la mano y comparte con ella todo lo que sepas y la actitud positiva. Llévala a comer fuera y acompáñala a comprar alimentos sin gluten. Sé su guía hasta que se sienta segura.

Pingkan Lucas, de Múnich, Alemania

Mi piedra de salvación fue mirar hacia Oriente. Muchos platos del sudeste asiático (tailandeses, vietnamitas, indonesios y malasios) no contienen gluten o bien se pueden elaborar fácilmente sin él. La comida es deliciosa, fácil de preparar, muy saludable, con muchas verduras, hierbas y especias. Eso ha hecho que mi vida y mi dieta sean más soportables.

Trista B. Lyons, licenciado en dietética y nutrición, Centro Médico MetroHealth, Cleveland, Ohio

- Antes de iniciar una dieta sin gluten de por vida, asegúrate bien de que el diagnóstico de celiaquía fue el resultado de una correcta evaluación médica.
- Una vez diagnosticado, es importante acudir a un nutricionista o dietista experto en celiaquía y en dietas sin gluten.
- Existe mucha información, especialmente en internet, acerca de las dietas sin gluten, pero no toda es correcta. Ten, por favor, mucho cuidado acerca de lo que lees y lo que crees.

Christine A. Krahling, de Easton, Pennsylvania

- Tras ser diagnosticado es fundamental trabajar conjuntamente con un grastroenterólogo y un dietista que estén familiarizados con las dietas sin gluten y también informados acerca de los últimos avances respecto a la celiaquía. No dudes en seguir buscando hasta hallar al profesional que mejor comprenda tus necesidades tras el diagnóstico.
- Intenta elegir profesionales que te aporten unas directrices básicas para seguir la dieta sin gluten, y que

te aconseje y dirija a asociaciones de celiacos, páginas web y grupos de apoyo de tu localidad, si es que los hay. De no ser así, ¡empieza a pensar en organizar uno!

- Una vez hayas aprendido las bases de una dieta sin gluten, ten siempre a mano una cantidad extra de alimentos para algún viaje imprevisto o una emergencia, como, por ejemplo, un corte de suministro eléctrico. Entre esos alimentos extra se encuentran las galletas de arroz, las galletitas saladas sin gluten, los postres de gelatina y los cereales, entre otras cosas.

Bonnie J.Kruszka, de Newbury, Ohio, autor del libro
Eating Gluten Free with Emily

- Busca una asociación o un grupo de apoyo. En esa etapa puedes encontrar amigos de por vida.

Barbara Emch, de Hubbard, Ohio

- Lo más difícil de llevar son las bodas, las reuniones y otros eventos especiales. Lo mejor es llamar a un servicio de catering, ya que muchos pueden elaborar versiones sin gluten de lo que coman los otros invitados. Llama a primera hora de la tarde, antes de que el chef esté demasiado ocupado.
- Recuerda que la mayoría de tus platos favoritos pueden elaborarse sin gluten, y que resultan igual de buenos o incluso mejores.

- Recuerda que hay que ser positivo. Las personas que se autocompadecen resultan tediosas y no se ayudan a sí mismas en absoluto.

MaryBeth Doyle, de Kirtland Hills, Ohio

- No te sientas frustrado; preparar platos sin gluten enseguida será algo automático, natural.
- Viaja siempre con algún alimento sin gluten, pues no siempre están al alcance como otros alimentos. Las compañías aéreas, por ejemplo, no parecen tener en cuenta esta dieta.
- Compra tu propia tostadora, máquina para hacer pan y envase de margarina.
- Cuando prepares sándwiches sin gluten y los normales a un mismo tiempo, limpia antes los utensilios para evitar la contaminación de los alimentos.

Kirsten Klinghammer, de Rescue, California

- Recuerdo que en un hospital, tras salir del quirófano, me dieron una bandeja con comida en la que no había ni un solo alimento que pudiera tomar; ¡después de haberles dado una lista con lo que me iba bien y lo que no! Ahora, si alguna vez necesitara ir al hospital a hacerme alguna prueba, llevaría mi propia comida y mis vitaminas, y mi familia me llevaría los alimentos que necesitara. Me aseguraría, además, de que el médico diera su consentimiento a todo.

Dawn Croft, nutricionista y dietista de Washington, DC.

- Hay que tener cuidado con los alimentos similares pero de diferentes fabricantes. Cada empresa añade sus propios aditivos, de modo que el hecho de que una marca no contenga gluten no quiere decir que todas lo hayan eliminado.

Yvonne Gifford y Jessica Hale, de Glutenfreeda.com

- Hay muchas recetas estupendas que no llevaban originariamente gluten. Esto evita tener que modificarlas y perder tiempo y dinero buscando productos sin gluten.
- Saca provecho de la polenta, la quinoa, el arroz salvaje y muchos otros productos naturales que no contienen gluten.
- Ten siempre una despensa bien provista. Cocina tu mismo el pollo y guarda y congela los restos en porciones del modo que más te convenga. No sólo es más cómodo, sino que además está más bueno.
- A fin de mejorar los platos horneados con harina sin gluten, añade a la receta un huevo extra y sustituye el aceite de oliva o vegetal por la mantequilla. Y cuando adaptes tus recetas favoritas a la dieta sin gluten, elige las que lleven poca harina (dos tazas o menos).

Katrina Morales, de Tampa, Florida

- Si bien en el mercado existe pasta sin gluten ya elaborada, también hay productos originariamente sin gluten que se pueden usar como sustitutivos, como, por ejemplo, la polenta, que se prepara como una lámina. Simplemente, una vez cocida se corta en láminas de 0,5 cm y se coloca en una bandeja como la lasaña.
- Existen unas tarjetas plastificadas (las tienen en las asociaciones) que son muy útiles cuando se va a comer fuera. En ellas están claramente especificados los alimentos con gluten, los que son dudosos y los que son totalmente seguros. Pero no se encuentran en todos los países.
- Experimentar es la clave para encontrar productos que se ajusten a las necesidades específicas de cada uno, y también a sus gustos.

Lauren, de Dublin, California

- Primero, y ante todo, consigue una máquina de hacer pan. Yo no soy cocinero, y la idea de hacer pan me superaba. Me compré una máquina e hice un pedido de mi harina favorita sin gluten y mi vida cambió. El pan resulta sabroso y fácil de hacer. Se corta con facilidad y la harina que yo elegí es idónea para hacer pan de sándwiches. Hago pan y lo congelo en rebanadas, así siempre tengo un poco a punto.
- En el mercado se encuentran diferentes mezclas para hacer bollos que se pueden comprar en tiendas de ali-

mentación especializadas o incluso en algunos supermercados. También existen harinas para hacer pizzas
sin gluten; yo las hago en casa y les pongo mis propios ingredientes. Además, está la pasta hecha con
harina de arroz, y yo con ella disfruto con cualquier
plato de pasta. Mi familia ni siquiera advierte la diferencia.

- Pregunta en la tienda de tu barrio si tienen productos sin gluten; pueden sorprenderte. Si no es así, hay
muchas que tienen harinas que sirven para hornear,
como la harina de arroz, la de patata y otras.

- Cuando salgo a comer fuera suelo optar por la comida
mexicana. Es la cocina más fácil, ya que en gran parte
se basa en el maíz, pero aun así, en algunos restaurantes, es mejor preguntar cómo preparan los platos.

- Hacer parrilladas y barbacoas al aire libre es una
solución para evitar preocuparse por el gluten. Nosotros hacemos muchas: están ricas, son sanas y no
contienen gluten.

- Busca en tu barrio panaderías que elaboren productos sin gluten, en el mío hay varias. No cuesta nada
preguntar.

- Busca recetas en internet. Escribe en Google: «recetas sin gluten», y encontrarás de casi todo.

- El primer paso que di fue unirme a una asociación de
celiacos, la Celiac Sprue Association (CSA). Puedes
unirte a cualquiera *online* y encontrarás muchísima
información.

Jennifer Marrs, de Cornish, New Hampshire

- Cuando vayas a un restaurante, lleva tu propio aderezo para las ensaladas. Por lo general, si no hay nada más permitido en el menú, al menos uno puede comer una ensalada (¡sin picatostes!). Las salsas y aderezos son a menudo bastante cuestionables, de modo que yo me llevo de casa las mías, por si las que me ofrecen no las conozco o contienen gluten.
- La fruta también es una buena solución. Si me quedo tirado en una carretera o acabo en un café, por lo general pido un plátano o una manzana. Casi en todas las gasolineras o cadenas de cafetería de las autopistas venden fruta. Sé que es algo saludable y que también me va bien a mí.

Susan, de Portland, Oregón

- En los restaurantes, generalmente pido algún tipo de carne sin salsa y sin pasta. Hay sitios ruidosos en los que los camareros son gente joven que siempre tiene prisa. Lo mejor para que te entiendan es pedirles pollo o cerdo «sin nada»; suelen quedarse un tanto perpeljos o reírse, pero captan la idea. Hay que pedir que lo cocinen en una sartén aparte y especificar qué aceite van a utilizar, si es que lo usan. Y hay que darles una buena propina, ya que así serán amables con la próxima persona celiaca que acuda a ese lugar.

Stacy Baran, de Manchester, Maryland

- Sólo llevo nueve días haciendo dieta sin gluten, pero he notado una diferencia enorme. Siempre que me apetece algo, como pasta normal o cerveza con gluten, o simplemente un bocadito del sándwich de queso que se está comiendo mi hijo de dos años, me acuerdo de lo que he conseguido ya y de las consecuencias que me puede acarrear un simple bocadito o un trago. Eso es lo que me mantiene a raya.

Rob, de Princenton, New Jersey

- Si no te gusta cocinar, una olla de cocción lenta es una cosa extraordinaria. Yo la dejo preparada por la mañana y cuando llego a casa ya está lista la comida.

Laura D. Huerta, de Oakley, California

- Para mí era un problema cuando mis compañeros de trabajo me invitaban a comer, pues casi siempre solían elegir un restaurante japonés: mala noticia para una persona celiaca y alérgica al marisco. En el trabajo guardo una botella de *tamari* sin harina, y cuando vamos fuera la uso para aliñar las ensaladas y las carnes. En los restaurantes nunca dicen nada. De igual modo, cuando mi familia quiere ir a un restaurante mexicano, llevo conmigo mis tortillas y mi cerveza sin gluten.

Sally Hara, nutricionista, dietista diplomada, experta en nutrición para deportistas, de Nutrición Proactiva

Aconsejo las harinas de arroz/almendras y arroz/coco de Gluten Free Mama (*www.glutenfreemama.com*). Estos productos son magníficos siempre que no se sufra alergia o intolerancia a los frutos secos. Descubrí estas harinas hace poco, cuando mi madre me envió un libro de cocina en los que se utilizaban. ¡Desde entonces estoy enganchada a ellas! Tienen una gran consistencia y no son amargas, como algunas harinas sin gluten. Cuando la única tienda de mi entorno dejó de venderlas de repente, decidí hacerlo yo, de modo que dispongo de ellas para mis pacientes y para mí misma.

Annie Hanaway, médica naturópata, de Portland, Oregón

- Con frecuencia utilizo frutos secos, sobre todo las avellanas, las almendras y las nueces. Las pacanas son deliciosas, pero no las uso porque son demasiado caras. Pueden sustituirse por germen de trigo o por pequeñas cantidades de harina para espesar alguna comida y aportan un sabor extraordinario.
- Uso harinas de la marca Bob's Red Mill. Las hay de coco, amaranto, teff, garbanzo y otras, y todas son excelentes para hornear alimentos sin gluten.

Stephanie O'Dea, de San Francisco, California
(*www.crockpot365.blogspot.com*)

- Nunca he cocinado demasiado. Me suelo distraer, a veces dejo cosas hirviendo en el fuego o abandono algo en el horno hasta que se quema. Cuando a mi familia y a mí nos dijeron que éramos celiacos, me di cuenta de que tenía que superar mi miedo a la cocina y empezar a guisar la mayoría de los platos. En vez de apuntarme a un curso intensivo de cocina para primerizos, empecé a guisar la mayoría de los platos de la única manera que sabía: usando mi Crock-Pot (olla de cocción lenta). Estas ollas son un utensilio impagable para las familias con alergias. La carne, fresca o congelada, se guisa a fuego lento en una salsa sin gluten, económica, y se sirve con arroz integral al final de un lago día. Las alubias se cuecen perfectamente con poco trabajo, y se pueden congelar para disponer de ellas en cualquier ocasión.
- Nosotros viajamos con la Crock-Pot. Para una cena fácil, hago un poco de estofado o de chile en la Crock-Pot antes de irme a trabajar, y cuando llegamos a casa la comida ya está lista y podemos comer en pijama. Es mucho más relajante que intentar navegar por la carta de un restaurante para encontrar alimentos sin gluten.
- Me quedé de piedra cuando averigüé lo bien que se hacía el pan para sándwich sin gluten con la humedad de la Crock-Pot. No se necesita aumentar el tiempo, sólo mezcla bien los ingredientes para la masa, siguiendo las instrucciones del fabricante de la harina, y ponerla

después en una olla de cocción lenta previamente engrasada, o bien colocarla en un molde para el horno. Airea la masa con un palillo o una cuchara de madera y cocínala a potencia alta de 2,5 a 5 horas. El pan está hecho cuando está dorado y al pincharlo con un cuchillo sale limpio.

Capítulo 9

Guía de recursos prácticos

En el momento de imprimir este libro, la información que se muestra aquí era fiable y correcta, pero el autor no se hace responsable de los errores o recientes cambios que puedan haberse producido posteriormente. Algunas empresas elaboran alimentos sin gluten y alimentos con gluten. Aunque la mayoría de ellas toman las precauciones pertinentes para que no se produzca una contaminación cruzada, no todas garantizan que sus productos no contengan gluten al 100 %.

Las siguientes listas no incluyen obviamente todos los alimentos, pero esta información ayudará al lector a iniciarse en la dieta y le abrirá las puertas a un mayor conocimiento.

Páginas web con información valiosa

En inglés:
American Celiac Disease Alliance: *www.americanceliac.org*
Celiac.com: *www.celiac.com*
Celiacs, Inc: *www.e-celiacs.org*

Clan Thompson Celiac Page: *www.celiacsite.com/index. php3*

Glutenfreeda.com: *www.glutenfreeda.com*

Gluten Free Drugs: *www.glutenfreedrugs.com*

Glutenfree.com: *www.glutenfree.com*

Gluten-Free-Online.com: *www.gluten-free-online.com*

The Gluten Free Page-Celiac Disease/Gluten Intolerance Web sites: http://gflinks.com

Mayo Clinic: *www.mayoclinic.com*

The North American Society for Pediatric Gastroenterology, Hepatology, and Nutrition (NASPGHAN): *www. naspghan.org*

University of Maryland Center for celiac Research: *www. celiaccenter.org*

U.S. Department of Health and Human Services/National Institutes of Health: *www.nih.gov*

USDA Nutrient Database for Standard Reference: *www. nal.usda.gov/fnic*

En español:

FACE: Federación de Asociaciones de Celiacos de España *www.celiacos.org*

Fundación de intolerancia al gluten: *www.fundacionconvivir.com*

Libros de cocina (por autores)

Carol Fenster, Dr.
Savory Palate Inc.
8174 South Holly St., 404

Centennial, CO 80122
(800) 741-5418, (303) 741-5408
E-mail: info@savorypalate.com
www.savorypalate.com

Wheat-Free Recipes& Menus (Avery, 2004)
Cooking Free (Avery, 2005)
Gluten-Free Quick & Easy (Avery, 2007)
Gluten-Free 101 (Savory Palate, 2008)
1.000 Gluten Free Recipes (Wiley, 2008)

Bette Hagman
The Gluten – Free Gourmet Bakes Bread (Holt Paperbacks, 2000)
The Gluten – Free Gourmet Living Well Without Wheat, Revised Edition (Holt Paperbacks. 2000)
More From the Gluten-Free Gourmet Delicious Dining Without Wheat (Holt Paperbacks. 2000)
The Gluten – Free Gourmet Cooks Fast and Healthy (Holt Paperbacks. 2000)
The Gluten – Free Gourmet Cooks Comfort Foods (Holt Paperbacks, 2004)
Eating Gluten – Free Cooking (John Blake Publishing, 2007)

Karen Robertson
Cooking Gluten Free! A Food Lovers Collection of Cheaf and Family Recipes Without Gluten or Wheat (Celiac Publishing, 2003)

Roben Ryberg

The Gluten-Free Kitchen: Over 135 Delicious Recipes for People with Intolerance or Wheat Allergy (Three Rivers Press, 2000)

You Won't believe It's Gluten Free!: 500 Delicious, Foolproof Recipes for Healthy Living (Da Capo Press, 2008)

Sheri L. Sanderson

Incredible EdibleGluten-Free Food for Kids (Woodbine House, 2002)

Connie Sarros

E-mail: gfcook@hotmail.com

www.gfbooks.homestead.com

Gluten-Free Cooking for Dummies (coautora con Danna Korn) (For Dummies, 2008)

Wheat-Free Gluten-free Dessert Cookbook (Gluten Free Cookbooks, 2003)

Wheat-Free Gluten-free Recipes for Special Diets (Connie Sarros, 2004)

Wheat-Free Gluten-free Reduced Calorie Cookbook (Gluten Free Cookbooks, 2003)

Wheat-Free Gluten-free Cookbook for Kids and Busy Adults (McGraw-Hill, 2003)

DVD: *All You Wanted to Know About Gluten-free Cooking*

Anne Sheasby

Eating for Health: Gluten-Free Cooking (Hermes Hous, 2000)

50 Gluten-Free Recipes (Southwater, 2006)

Empresas alimentarias

Celinal Foods
689 Talamini Road
Bridgewater, NJ 08807
(908) 704-7017
Fundadora. Ronni Alicea
www.celinalfoods.com

**Escuelas de cocina, Menús online, páginas web
y guía de compras**

GFree Online Menu Planning Service
Carol Fenster, Dr.
www.GFreeCuisine.com

Glutenfreeda Online Cooking Magazine
Glutenfreeda Inc.
P.O. Box 1364
Glenwood Springs, CO 81602
www.glutenfreeda.com

The Natural Gourmet
48 W.21 st.St. 2nd floor
Nueva York, NY 10010
(212) 645-5170
E-mail: info@naturalgourmetschool.com
www.naturalgourmetschool.com

What? No Wheat? Enterprises
4757 E.Greenway Rd., Suite 107B, 91
Phoenix, AZ 85032
E-mail: Whatnowheat@whatnowheat.com
www.whatnowheat.com

The Visual Guide
www.thevisualguide.com/glutenfree.htm

Karina's Kitchen
http://glutenfreegoddess.blospot.com

The Gluten Free Kitchen
http://gfkitchen.server101.com

A Year of Crock-Potting
www.crockpot365.blogspot.com

Shopping Guide for the Gluten Free Consumer
Grace Johnston
P.O. Box 367
Lewisville, NC 27023
E-mail: jimjgrace@windstream@net

Amazon.com
www.amazongrocery.com

The Gluten-Free Mall
4927Sonoma Hwy., Ste C1
Santa Rosa CA 95409 – (866) 575-3720
www.glutenfreemall.com

The Essential Gluten Free Grocery Guide
www.triumphdining.com

Cecilia's Marketplace Gluten Free Grocery Shopping Guide
www.ceciliasmarketplace.com

Libros (por autores)

Shelley Case, nutricionista
Case Nutrition Consulting Inc.
www.glutenfreediet.ca
Gluten-Free Diet: A Comprehensive Resource Guide (octubre, 2008)

Danna Korn
www.glutenfredom.net
Living Gluten Free for Dummies (For Dummies, 2006)
Wheat-Free, Worry-Free (Hay House, 2002)
Kids with Celiac Disease: A Family Guide to Raising Happy, Healthy, Gluten-Free Children (Woodbine House, 2001)

Bonnie J. Kruszka
Eating Gluten-Free with Emily: A Story for Children With Celiac Disease (BookSurge, 2003)
Tricia Thompson, nutricionista
www.glutenfreedietitian.com
The Gluten-Free Nutrition Guide (McGraw-Hill, 2008)
The Complete Idiot's Guide to Gluten-Free Eating (Alpha, 2007)

Grupos y asociaciones

American College of Gastroenterology
P.O. Box 342260
Bethesda, MD 20827
(301) 263-9000
www.acg.gi.org

American Dietetic Association
120 South Riverside Plaza, Suite 2000
Chicago, Illinois 60606-6995
(800) 877-1600
www.eatright.org

Canadian Celiac Association
5170 Dixie Road, Suite 204
Mississauga, ON L4W 1E3 CANADÁ
(800) 363-7296
E-mail: info@celiac.ca
www.celiac.ca

Celiac Disease Foundation
13251 Ventura Boulevard, Suite 1
Studio City, CA 91604
(818) 990-2354
E-mail: cdf@celiac.or
www.celiac.org

Celiac SprueAssociation/USA
P.O. Box 31700
Omaha, NE 68131

(877)CSA-4CSA
E-mail: celiac@csaceliacs.org
www.csaceliacs.org

Gluten Intolerance Group (GIG) of North America
31214 124th Ave SE
Auburn, WA 98092
(253) 833-6655
E-mail: info@gluten.net
www.gluten.net

Viajar y comer fuera

InnSeekers
www.innseekers.com

Bob & Ruth's Gluten-free Dining & Travel Club
www.bobandruths.com

CeliacTravel.com
www.celiactravel.com/index.html

Triumph Dining
www.triumphdining.com

GlutenFree Passport

Dietistas especializados en dietas sin gluten

Jean Wolcott, nutricionista
Upstate Cerebral Palsy
1020 Mary Street
Utica, NY 13501
E-mail: jean.wolcott@upstatecp.org

Shelley Case, nutricionista
Case Nutrition Consulting, Inc.
E-mail: scase@accescomm.ca
www.glutenfreediet.ca

Theresa Cornelius, dietista y nutricionista
7424 Oaken Dr.
Knoxville, TN 37938
(865) 922-8780
E-mail: theonlineceliacdietitian@ yahoo.com
www.reallivingnutrition.com/TheresaCornelius.aspx
http://nutrition.bitwine.com/advisors/tcorneli
www.changing-lifestyles.com

Melinda Dennis, dietista y nutricionista
Delete the Wheat, LLC
Founder/owner of Delete the Wheat: Nutritional Counseling for The Gluten-Free Diet
E-mail: MelindaRD@deletethewheat.com
www.deletetheWheat.com

Sally Hara, nutricionista y dietista
Dietista profesional, educadora en diabetes, especialista en dietética del deporte
ProActive Nutrition, LLC
Kirkland, WA
E-mail: proactivenutrition@msn.com
(425) 814-8443

Cherly Harris, dietista y nutricionista
Harrys Whole Health
3345 Duke St.
Alexandria, VA 22314
(571) 271-8742
E-mail: cheryl@harriswholehealth.com
www.harriswholehealth.com
Blog personal: *www.gfgoodness.com*

Cindy Hartman, dietista
Chef holístico/coordinador de educación nutricional
(512) 663-8393
E-mail: ktchndancer@yahoo.com
Michael Hogan, dietista y nutricionista
(866) 396-4438
www.nutritionresults.com

Cynthia Kupper, dietista
Directora ejecutiva de Gluten Intolerance Group of North America
31214 124th Ave.SE
Auburn, WA 98092
(253) 833-6655, ext. 104

www.gluten.net
www.gfco.org
www.glutenfreerestaurants.org

Trisha B. Lyons, dietista
Departamento de nutrición clínica
MetroHealth Medical Center
Cleveland, OH 44109
(216) 778-4952 (citas)
E-mail: Tlyons@metrohealth.org

Angela B. Moore, dietista y nutricionista
Especialista homologada y titulada
Especialista titulada en intolerancias alimentarias
FitLife of Colorado
(720) 201-1128 (Denver)
(970) 726-2877 (Winter Park / Fraser)
E-mail: angela@fitlifeofcolorado.com
www.fitlifeofcolorado.com

Carol Rees Parrish, dietista
Departamento de nutrición
University of Virginia Health System
Digestive Health Center of Excellence
(434) 924-2286
E-mail: crp3a@virginia.edu

Jan Patenaude, dietista
Asesora, escritora, conferenciante
Director of Medical Nutrition
Signet Diagnostic Corporation

(970) 963 – 3695
E-mail: DineRight4@aol.com
American Dietetic Association
Find a Nutrition Professional
www.eatright.org
Sub-Group of American Dietetic Association
Medical Nutrition Practice Group
E-mail: sharretm@chi.osu.edu
www.mnpgdpg.org

Grupos de apoyo y grupos *online*

Raising Our Celiac Kids (R.O.C.K.)
National Celiac Disease Support Group
Danna Korn
E-mail: Rock@celiackids.com
www.celiackids.com

Gluten Free Casein Free Diet (GFCF) Diet Support Group
www.gfcdiet.com

Delphiforums Celiac Disease Online Support Group
http://forums.delphiforums.com/celiac

Celiac.com Forum
www.glutenfreeforum.com

Celiac Listserv at St. Johns University (Nueva York, EE.UU.)
E-mail: CELIAC-subscribe-request@LISTSERV.ICORS.
ORG

Boletines *online* y publicaciones

Celiac.com's Guide to a Scott-Fre Life Without Gluten
E-mail: info@celiac.com
www.celiac.com

Gluten-Free Living
Ann Whelan, fundadora y editora
P.O. Box 375
Maple Shade, NJ 08052
(800) 324-8781
E-mail: info@glutenfreeliving.com
www.glutenfreeliving.com

Glutenfreeda Online Cooking Magazine
Glutenfreeda, Inc.
P.O. Box 1364
Glenwood Springs, CO 81602
www.glutenfreeda.com

Living Without
800 Connecticut Av
Norwalk, CT 06854
www.livingwithout.com

Connie Sarros Gluten-free Newsletter-ette
http://gfbooks.homestead.com

Empresas y distribuidores de alimentos sin gluten

Amy's Kitchen
(707) 578-7270
www.amyskitchen.com

Authentic Foods
(310) 366-7612
E-mail: sales@authenticfood.com
www.authenticfoods.com

Bob's Red Mill
(800) 553-2258
www.bobsredmill.com

'Cause You're Special! Gourmet Gluten-Free Foods
(866) NO-WHEAT, (866) 669-4328
E-mail: info@causeyourespecial.com
www.causeyourespecial.com

Chebe Bread Products
1840 Lundberg Drive
Spirit Lake, IA 51360
(800) 217-9510
E-mail: info@chebe.com
www.chebe.com

Dietary Specialties
10 Leslie Court
Whippany, NJ 07981
(888) 640– 2800

E-mail: info@dietspec.com
www.dietspec.com

Eden Foods, Inc.
701, Tecumseh Road
Clinton, Michigan 49236
(888) 424 –EDEN (3336)
E-mail: info@edenfoods.com
www.edenfoods.com

Ener-G Foods, Inc.
5960 First Avenue South
P.O. Box 84487
Seattle, WA 98124
(800) 331-5222
E-mail: customerservice@ener-g.com
www.ener-g.com

Enjoy Life Foods, LLC
3810 River Road
Schiller Park, IL 60176
(847) 260-0300
www.enjoylifefoods.com

Freeda Vitamins
47-25 34 th Street, 3rd Floor
Long Island City, NY 11101
(800) 777-3737
E-mail: info@freedavitamins.com
www.freedavitamins.com

Gluten Evolution
Breads From Anna
(877) 354-3886
E-mail: info@glutenevolution.com
www.glutenevolution.com

Gluten Free & Fabulous
(480) 947-7315
E-mail: infoglutenfreefabulous.com
www.glutenfreefabulous.com

Gluten Free Mama
Gluten Free Mama Kitchen, LLC
P.O. Box 478
Polson, MT 59860
(406) 883—6426
www.glutenfremama.com

Gourmetfoodmall.com
www.gourmetfoodmall.com

Glutenfree.com
P.O. Box 840
Glastonbury, CT 06033
(800) 291 –8386
E-mail: pantry@glutenfree.com
www.glutenfree.com

Gluten-Free Trading Co., LLC
3116 S. Chase Ave.
Milwaukee, WI 53207

(414) 747-8700
E-mail: info@food4celiacs.com
www.gluten-free.net

Gluten Solutions
E.mail: info@glutensolutions.com
www.glutensolutions.com

Glutino Food Group
Canadá
(800) 363-3438
E-mail: info@glutino.com
www.glutino.com

Kingsmill Foods
(416) 755-1124
E-mail: kingsmill@kingsmillfoods.com
www. kingsmillfoods.com

Kinnikinnick Foods
Canadá
(877) 503-4466
E-mail: info@kinnikinnick.com
www.kinnikinnick.ca

Laurel's Sweet Treats
(866) 225-3432
E-mail: sales@glutenfreemixes.com
www.glutenfreemixes.com

Pamela's Products
www.pamelasproducts.com

Road's End Organics, Inc.
www.roadsendorganics.com

Tinkyada Rice Pasta
Food Directions, Inc.
www.tinkyada.com

Trader Joe's
www.traderjoes.com

Twin Valley Mills, LLC
RR 1 Box 45
Ruskin, NE 68974
(402) 279-3965
E-mail: sorghumflour@hotmail.com
www.twinvalleymills.com

Whole Foods Market
www.wholefoodsmarket.com

Páginas en español

Destinos sin gluten: *www.destinos-singluten.com*
Sin gluten fuera de casa: *http://www.schaer.com/es/vida-sin-gluten/sin-gluten-fuera-de-casa*
Restaurantes sin gluten: *restaurantessingluten.blogspot.com*

Médicos especialistas

www.doctoralia.es/enfermedad/intolerancia+al+gluten-2411
www.alimmenta.com

Libros de cocina

The Gluten-Free Gourmet-Living Well Without Wheat,
Cookbook, de Bette Hagman
(Colección de libros de cocina: El gourmet sin gluten: vivir bien sin trigo)
www.best-cooking-books.com/search_Bette_Hagman/
searchBy_Author.html

Grupos y asociaciones

Federación de Asociaciones de Celiacos de España (FACE)
www.celiacos.org
AEDN– Asociación española de dietistas y nutricionistas:
http://www.aedn.es/
Salón de Productos y Servicios para Alergias e Intolerancias
Alimentarias – SalAIA: *www.salaia.com*

Publicaciones sobre celiaquía

Centro de difusión de la celiaquía: *www.cedice.com.*
Boletín: *http://www.salud.es/celiaquia*
www.proyecto-salud.com

Libros:

Vivir sin gluten – manual del enfermo celiaco, de Alma Rodríguez – Ed. Obelisco: *http://www.edicionesobelisco.com/ libro/1106/vivir-sin-gluten*
Descubre la stevia, de Barbara Sinomshon: *http://www.edicionesobelisco.com/libro/1240/descubre-la-stevia*

Empresas y distribuidores de productos sin gluten

www.beiker.es
www.natursoy.es
www.guiaceliacos.com
www.adpancel.com
www.infoceliaco.com

Índice

A

adolescencia, 72, 79
Against the Grain, 186
alemán
    pastel, 164
alimentos
    dudosos, 59
    permitidos, 43, 60, 61
    prohibidos, 79
almidones gelatinizados, 53
aperitivos, 66, 82
Arby's, 180
arroz, 9, 25, 40, 41, 42, 49, 50, 53, 56, 58, 59, 60, 61, 66, 67, 84, 86, 87, 88, 89, 91, 92, 93, 95, 97, 99, 101, 105, 108, 110, 111, 112, 118, 122, 123, 124, 133, 136, 137, 142, 145, 151, 152, 154, 155, 156, 159, 175, 177, 186, 192, 194, 200, 202, 204, 207, 208
artritis reumatoide, 29
asociaciones, 35, 79, 108, 175, 176, 179, 183, 187, 197, 200, 203, 218, 230
asociaciones y grupos, 35
ataques epilépticos, 17
aumentar la ingesta de vitamina B, hierro y fibra, 40
avena, 9, 41, 42, 47, 60, 61, 98, 169

B

bebidas, 24, 66, 193, 195
bolas de Navidad, 163
brazalete sanitario, 81
Brazo de Mercedes o brazo de gitano, 159
brownies, 99

C

calambres musculares, 17
campamento de verano
    especial, 79
Carrabba's Italian Grill, 182
cereales, 9, 11, 24, 37, 39, 40,
    41, 49, 50, 52, 60, 61, 66,
    77, 105, 108, 115, 138,
    163, 174, 200
chapa o una insignia, 73
Chipotle Mexican Rest., 181
chocolate
    pastel de, 167
cocinar sin gluten, 96, 105,
    188, 234
colorante de caramelo, 51
comer fuera de casa, 171, 175
complicaciones asociadas a la
    celiaquía, 26
condimentos, 46, 52, 53, 59,
    64, 65, 105, 147
    artificiales y naturales, 52
consejos para cocinar sin
    gluten, 96
consejos útiles para niños de
    todas las edades, 79
contactar con el fabricante,
    43, 46
convivir fácilmente con la
    enfermedad celiaca, 34

costillas de cerdo en Crock-Pot,
    141
crema
    de alubias y chile de
        manzana, 143
    de coliflor, 146
    de coliflor y patata, 146
    de verdura y patata, 138
crêpes, 90, 119, 193
Crock-Pot, 141, 208
cucharas, 102, 188, 191
cumpleaños, 76, 79, 172, 194

D

Delphi Forum, 187
Dermatitis herpetiforme, 28,
    37
dextrina, 50, 51
Diabetes tipo 1, 20, 27, 29
diagnóstico en la infancia, 71
dieta
    ¿La dieta sin gluten es una
        dieta sana?, 39
    ¿Qué personas necesitan
        seguir una dieta sin
        gluten?, 37
dietistas, 12, 230
disfrutar de las fiestas, 171
diverticulitis, 10
dolencias asociadas a la
    enfermedad celiaca, 26

E

elegir un restaurante japonés, 206
embarazo, 10, 18
enfermedad de Addison, 29, 233
de Crohn, 10, 19, 20, 27
tiroidea, 29
Enteropatía, 11
Esclerodermia, 29
escuelas de cocina, 215
especialistas, 20, 35, 69, 230
etapa preescolar, 73

F

FDA, 47, 48, 50, 51, 52
filete Stroganoff, 122
frutas y verduras, 42, 63, 105
frutos secos, 40, 41, 59, 62, 66, 67, 87, 88, 90, 91, 92, 97, 107, 151, 172, 174, 207

G

galletas, 59, 60, 61, 65, 66, 87, 88, 90, 92, 93, 97, 98, 101, 105, 110, 159, 163, 164, 167, 173, 174, 178, 186, 188, 191, 200
de naranja, 162
finas de menta, 163

saladas, 60, 66, 87, 105, 110, 178
gastroenterólogo, 20, 27, 33
grasas, 64
grupos de apoyo, 11, 45, 79, 108, 200

H

hamburguesa con queso gouda, 130
harinas
mezclas de, 88, 186
Hepatitis crónica, 29

I

ideas de comidas, 82, 108
para niños, 82
y aperitivos, 108
para el desayuno, 108
ingesta diaria de fibra
recomendada en EE.UU., 40
ingredientes sin gluten, 72, 82, 111, 114, 164, 174
insuficiencia hepática, 29
insuficiencia renal, 29
intervención quirúrgica, 10, 18
intolerancia a la lactosa, 18
intolerancia al gluten, 9, 10, 11, 21, 38, 182, 212

L

lasaña mexicana, 126

las etiquetas de los alimentos, 9, 25, 47, 52, 59, 67, 174, 192

legumbres, 40, 41, 42, 59, 60, 62, 86, 87, 92, 95, 191

libros, 35, 45, 88, 107, 117, 189, 196, 198, 230

libros de cocina, 35, 45, 88, 107, 117, 198, 230

Lupus, 29

M

macarrones picantes y queso, 114

Magdalenas Glory Morning, 153

Magee, Elaine, 5, 10

máquinas para hacer pan, 85, 99

maravillosas patatas veraniegas, 115

mayonesa sin gluten, 131, 133, 134, 144

con cilantro, 134

McDonald's, 182

menús online, 215

merengue de lima, 157

mi empanada favorita, 128, 129

modelo de carta, 75

muñequitos de jengibre, 166

N

náuseas y vómitos, 17

nefropatía, 29

P

páginas web, 45, 46, 179, 183, 200, 215

palitos de pan, 109, 153

pan de calabaza, 155

pan de carne, 111

panecillos de queso con salchichas, 148

panes sin gluten, 99

parrilladas y barbacoas al aire libre, 204

pasta, 24, 59, 61, 62, 63, 77, 84, 85, 87, 92, 103, 105, 110, 111, 114, 115, 124, 126, 140, 144, 147, 154, 175, 192, 193, 203, 204, 205, 206

pastel, 65, 79, 125, 157, 158, 164, 166, 168, 191

de espaguetis, 124

de merengue de lima, 157

de plátano, 161

pasteles de cumpleaños, 172

patatas con chile, 113

pérdida de peso, 17

pérdida de vitaminas y minerales, 16

pescado, 41, 42, 54, 59, 62, 110, 133, 134, 135, 172, 175, 177

pizza, 62, 109, 113, 122, 123, 139, 140, 195

pizza rápida y deliciosa, 139

platos del sudeste asiático, 198

pollo, 50, 59, 62, 83, 84, 109, 110, 111, 112, 114, 119, 125, 129, 130, 131, 132, 133, 136, 137, 138, 142, 143, 144, 150, 172, 177, 180, 202, 205

   campero, 180

   frito, 112

   frito con brócoli, 137

   pastel de, 129

Poori, 156

postres y dulces, 65

prácticamente una hamburguesa de queso, 126

preguntar a los fabricantes, 46

preparar con antelación un guiso para el brunch, 120

problemas de equilibrio, 17

   de memoria, 18

productos lácteos, 27, 30, 42, 43, 59, 151

proteína vegetal hidrolizada, 52, 63

provisiones para la cocina, 85

publicaciones, 6, 13, 35, 224

Q

Quiche vegetariana, 169

R

recetas para la olla de cocina lenta, 141

relación entre autismo y dietas sin gluten, 30

restaurantes, 25, 53, 75, 79, 104, 175, 176, 177, 178, 179, 180, 181, 182, 183, 193, 196, 204, 205, 206

retos de una dieta sin gluten en la infancia, 72

risotto de tomate y panceta, 136

rollitos de primavera, 151

S

salsa blanca, 146, 148

   de la tía Catey, 147

   de queso, 60

semillas, 9, 24, 40, 41, 62, 86, 87, 91, 109, 112, 128, 144

Síndrome de colon irritable, 20

   de Down, 20

   de fatiga crónica, 10, 29

   de Sjogrens, 29

Sloppy Joes, 139

Socca, 140
sopa de lentejas, 145
Subway, 181
sucedáneos de carne, 62

T

Taco Bell, 179, 180
tentempiés, 45, 80, 81, 82, 105, 106, 107, 174, 186
tortilla, 109, 117
tratamiento en la infancia, 71

U

utilizar etiquetas de colores llamativos, 80

V

viajes, 80, 107, 171, 172
vitaminas, 16, 17, 24, 26, 32, 41, 201
vivir sin gluten, 9

W

Wendy's, 180

Contenido

Agradecimientos.. 7

Prólogo 9

Introducción 11

Nota del editor 13

Capítulo 1: Todo lo que siempre quisiste saber
sobre la celiaquía 15

Capítulo 2: Todo sobre las dietas sin gluten.............. 37

Capítulo 3: Los niños y la celiaquía......................... 69

Capítulo 4: La cocina sin gluten............................. 85

Capítulo 5: El día día de cocinar sin gluten.............. 105

Capítulo 6: Deliciosas recetas sin gluten.................. 117

Capítulo 7: Comer sin gluten en cualquier ocasión..... 171

Capítulo 8: Consejos para vivir el día a día
siguiendo una dieta sin gluten 185

Capítulo 9: Guía de recursos prácticos.................... 211

Índice analítico 233